Die Kunst der
sinnlichen Partnermassage

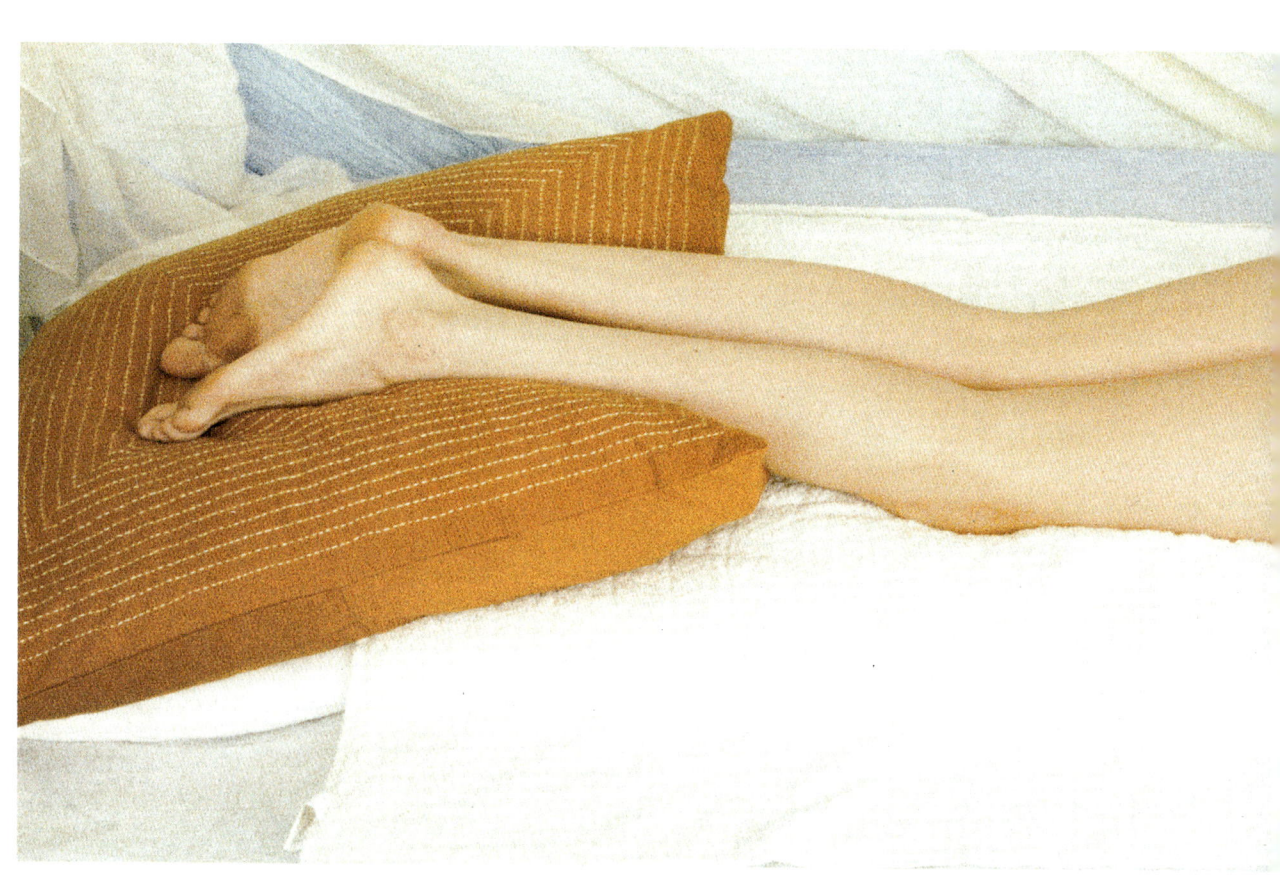

Die Kunst der
sinnlichen Partnermassage

Marc Salnicki

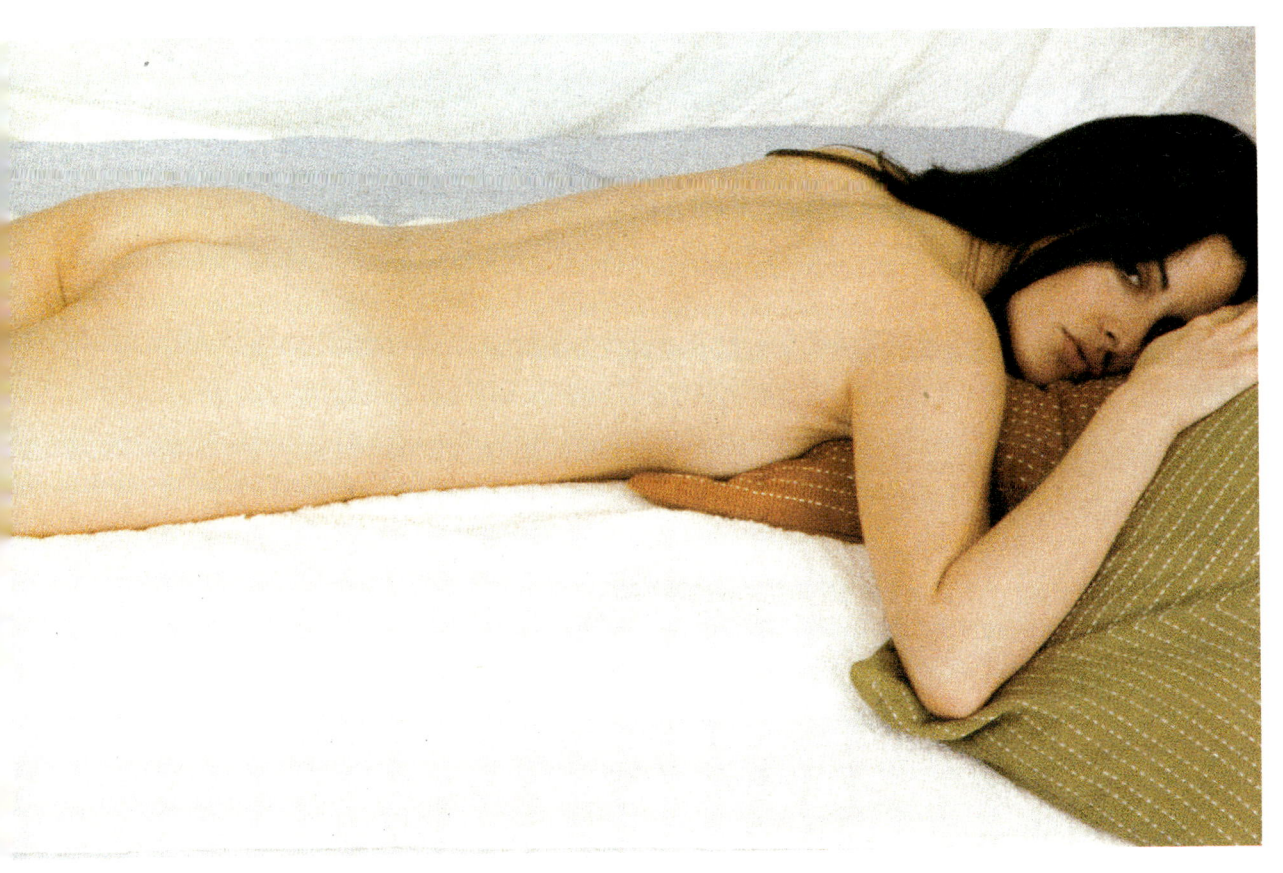

Fotos: Will White
Übersetzung: Berliner Buchwerkstatt, Martin Rometsch
Redaktion: Berliner Buchwerkstatt, Vera Olbricht
Satz und Herstellung: Berliner Buchwerkstatt, Britta Dieterle

817 2635 4453 6271

03 02 01 00

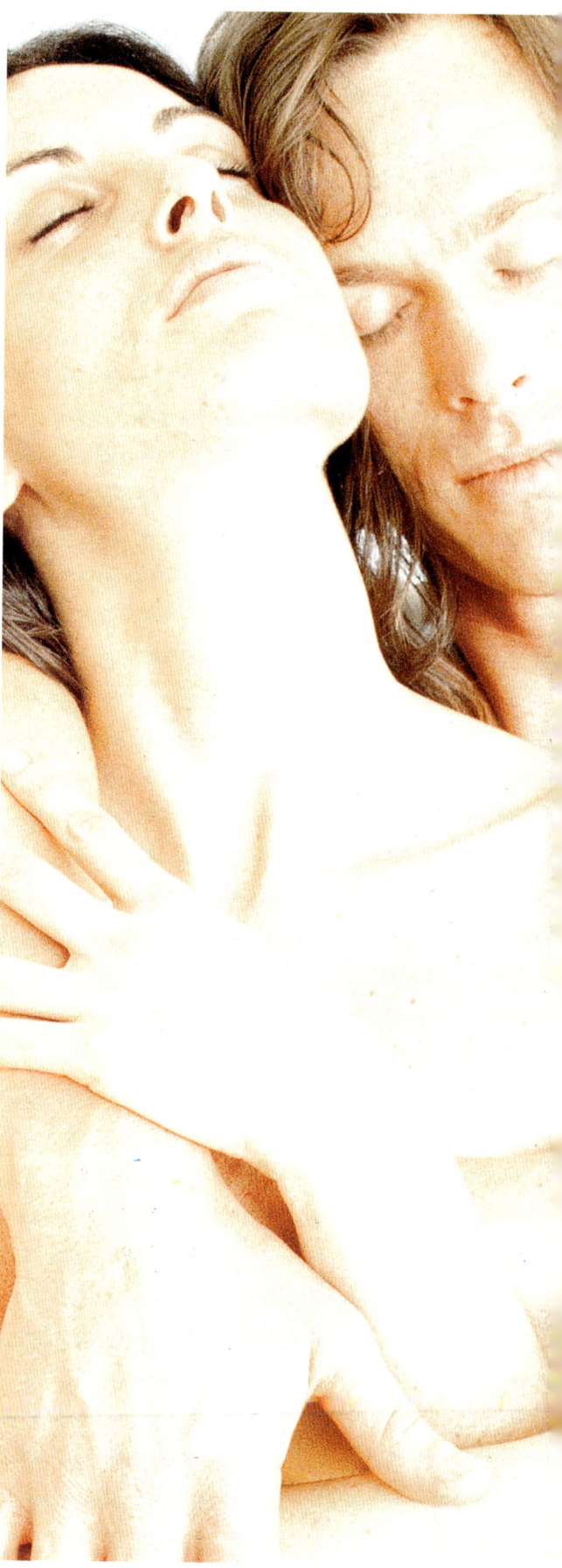

Inhalt

EINFÜHRUNG 6

KAPITEL 1 – DIE SPRACHE DER SINNLICHEN BERÜHRUNG 12
Die sinnliche Partnermassage 14
Liebevolle Hände 16
Der sinnliche Körper 18
Sinnliche Reize 20
Die Vorbereitung auf die Massage 22
Das Wärmen der Hände 24
Die Zubereitung der Öle 26
Tabelle der ätherischen Öle 28
Aromatische Verführung 30
Der Schauplatz der Handlung 32

KAPITEL 2 – EINFÜHRUNG IN DIE SINNLICHE PARTNERMASSAGE 36
Die erste Berührung 38
Die Position der Hände 40
Die Rückseite des Körpers 42
Beine und Gesäß 46
Die Vorderseite des Körpers 48
Das Gesicht 52
Arme und Hände 58
Der Bauch 62
Beine und Füße 64

KAPITEL 3 – PARTNERMASSAGE 68
Massieren Sie Ihren Partner 70
Die erogenen Zonen des Mannes 72
Ätherische Öle für Männer 74
Rasieren Sie Ihren Partner 76
Gemeinsam duschen 78
Massieren Sie Ihre Partnerin 80
Die erogenen Zonen der Frau 82
Ätherische Öle für Frauen 84
Waschen Sie ihr das Haar 86
Kopfhautmassage 88

KAPITEL 4 – MASSAGETECHNIKEN AUS ALLER WELT 90
Meditation und Massage aus Indien 92
Exotische Massage aus Hawaii 96
Beruhigende Massage aus Ägypten 100
Fußmassage aus Japan 104
Rhythmische Massage der Indianer 108
Ganzkörpermassage aus China 112

KAPITEL 5 – SINNLICHE LECKERBISSEN 116
Exotische Speisen der Liebe 118
Eine Geburtstagsüberraschung 120
Die Wirkung genießen 122

REGISTER UND DANKSAGUNGEN 126

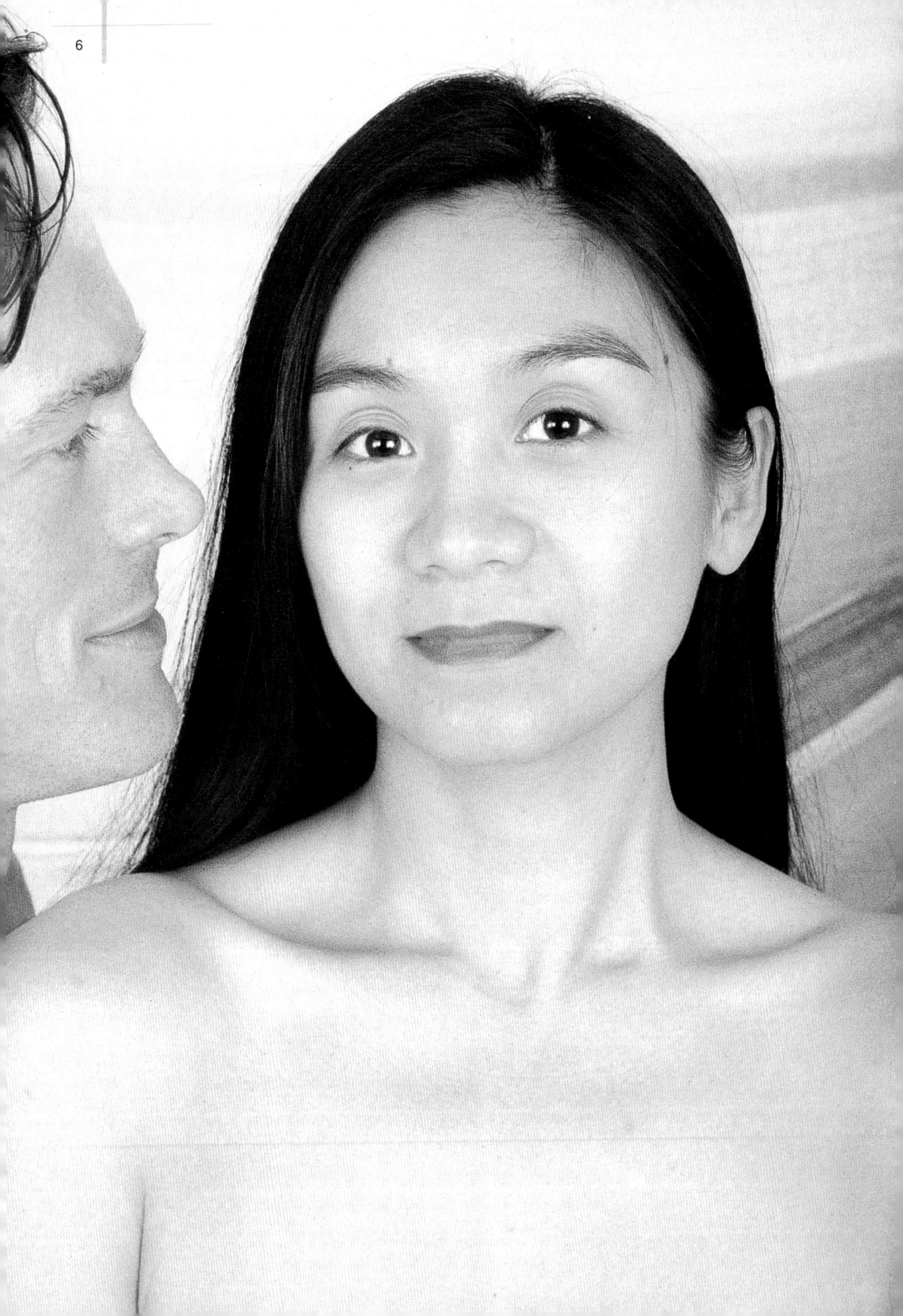

Einleitung

Die Massage hat eine jahrhundertelange Tradition und ihre Wirkung ist umfassend. Sie lindert körperliche Schmerzen, reguliert die Atmung, beseitigt Verspannungen, macht die Muskeln geschmeidig, baut Schlacken ab und reinigt das Lymphsystem. Eine gute Massage fördert zudem die seelische Entspannung und die Produktion von Endorphinen, jener Hormone, die Wohlbefinden auslösen. Wenn der Körper entspannt ist, beruhigt er auch den Geist und lindert Ängste. Die Massage wirkt gleichzeitig auf den Körper und auf den Geist ein. Dabei verwenden wir verschiedene Techniken, um bestimmte Wirkungen zu erzielen. Die kräftige, kreis-

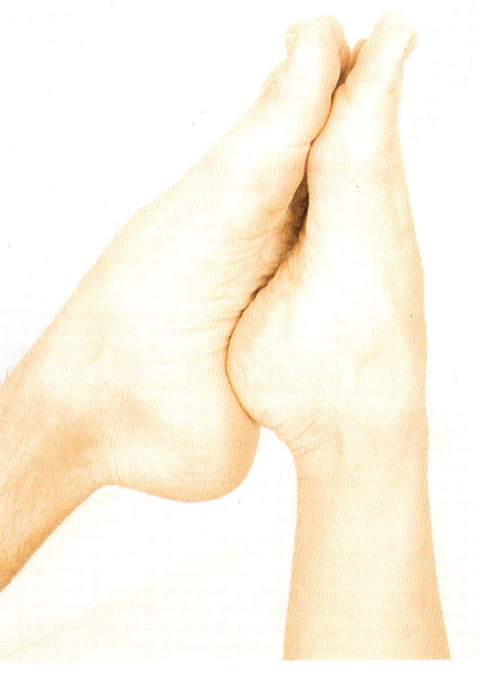

förmige Petrissage lockert beispielsweise verkrampfte Muskeln und beseitigt Abfallprodukte, während die sanfte, streichelnde Effleurage den Geist entspannt.

Die Sinnlichkeit der Massage

Dieses Buch geht auch auf die sinnlichen Aspekte der Massage ein, denn Partnerschaften können von Berührungen und Hautkontakten nur profitieren. Sinnlichkeit bedeutet, Lust geben und empfangen, und das gelingt nur, wenn Sie über die Bedürfnisse des Partners und seine Reaktionen Bescheid wissen. Mit einer sinnlichen Massage können Sie Liebe sehr intensiv ausdrücken.

Berührungen sind ein notwendiger und normaler Teil des Alltags, und wenn Partner damit geizen, leidet die Beziehung darunter. Eltern können ein kleines Kind massieren, um es zu beruhigen. Die Massage gibt uns ein Gefühl der Sicherheit und der Liebe, und beides brauchen wir Menschen. Wir berühren, um Gefühle auszudrücken, zu trösten, Intimität zu vertiefen und Gemeinsamkeit zu betonen. Berührung ist Kommunikation, deren Grundlage Intuition und Verständnis sind. Sie kann eine gute Beziehung festigen und eine müde beleben.

Eine Partnerschaft leidet unter dem alltäglichen Stress, und manchmal kommt dabei die Kommunikation zum Erliegen. Sinnliche Massage ist eine Möglichkeit, Stress abzubauen und die Harmonie wieder herzustellen. Sie hilft Ihnen, den Körper und die Wün-

sche des Partners besser kennenzulernen, und zwar in einer entspannten, liebevollen Atmosphäre. Beim Sex haben wir mitunter das Gefühl, etwas leisten zu müssen, und das kann beide Partner belasten. Die sinnliche Massage hat den Vorteil, dass sie nicht unbedingt den Geschlechtsakt einleiten muss – sie ist ein Genuss eigener Art. Sie können damit Schlaf herbeiführen oder einfach nur Gefühle ausdrücken, und bisweilen ist Sex eine erwünschte Folge. Es ist erregend und macht Spaß, den Körper des Partners zu erforschen und verstehen zu lernen, und mit der sinnlichen Massage gelingt Ihnen das ohne Fachkenntnisse, sofern Sie auf die Reaktionen und Wünsche des Partners achten und seine Schmerzschwelle nicht überschreiten. Wichtig ist die Qualität der Berührung, nicht die Technik.

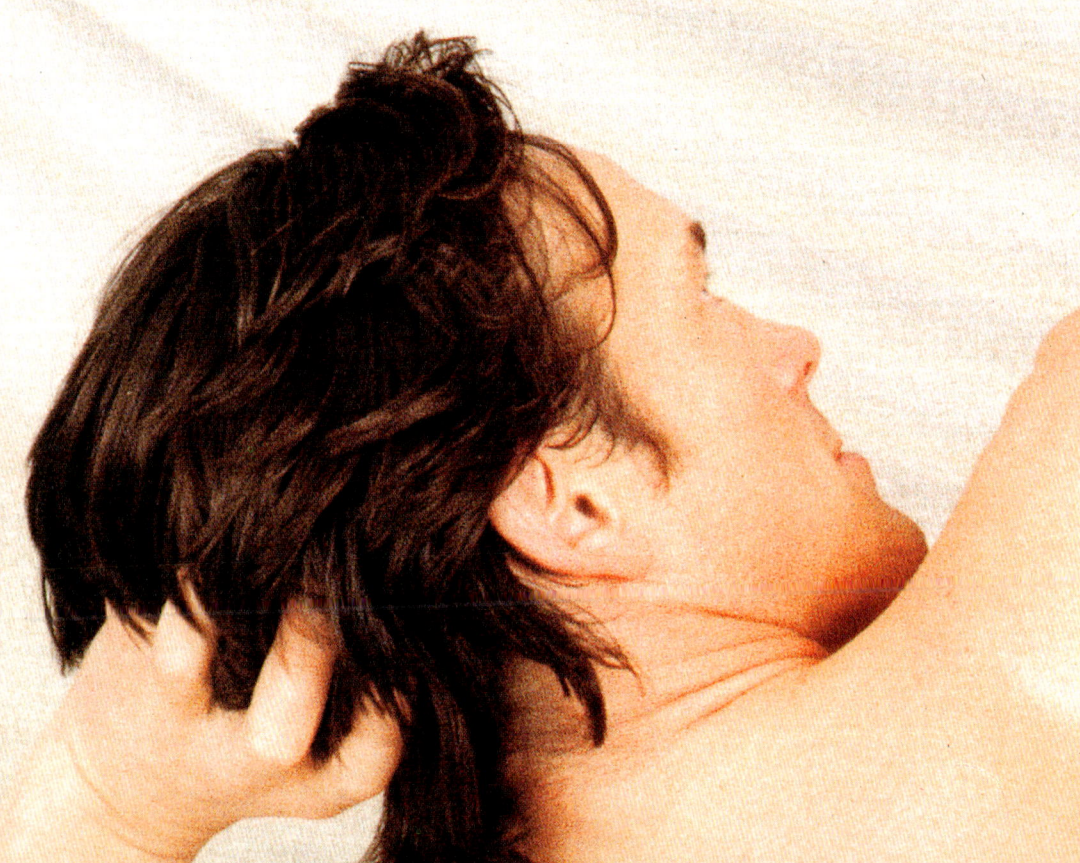

Über dieses Buch

Dieses Buch nimmt Sie mit auf eine sinnliche Reise. Es beginnt mit der Vorbereitung der Massage. Einige einfache Regeln sorgen dafür, dass die Massage ein noch angenehmeres Erlebnis wird. Es macht Spaß, die einzelnen Techniken zu lernen! Sie erfahren, wie Sie massieren und sich massieren lassen und wie Sie an den einzelnen Körperteilen die größte Wirkung erzielen. Sie können auch mit anderen Reizen experimentieren, etwa mit Stoffen und Federn. Das Massageöl und seine Anwendung sind ein sehr wichtiger Aspekt der Massage. Sie werden lernen, wie Sie das richtige Öl finden und sich die Hände wärmen. Eine Tabelle der ätherischen Öle hilft ihnen bei der Auswahl, und ein Rezeptteil regt Ihre Fantasie an. Außerdem finden Sie Anregungen für den Schauplatz der Handlung, sodass die Massage ein ganz persönliches Erlebnis wird.

Das Kapitel „Einführung in die sinnliche Partner-massage" stellt die einzelnen Massagetechniken vor, sodass Sie ein Programm nach Ihren Wünschen zusammenstellen können. Die wichtigsten Techniken decken zusammen jeden Aspekt der Massage ab. Die Vibration lockert verspannte Muskeln und belebt die Haut, während sanftere Techniken die Seele entspannen. Sobald Sie mit den Grundtechniken vertraut sind, können Sie eine Ganzkörpermassage verabreichen oder sich auf den Rücken oder das Gesicht konzentrieren.

Durch die sinnliche Massage erforschen Sie den Körper des Partners und lernen ihn verstehen. Darum befasst ein Kapitel sich mit den speziellen Bedürfnissen von Männern und Frauen. Entdecken Sie die erogenen Zonen des Partners und mixen ein Öl, das seine Sinne anregt. Sie werden sehen, dass eine Massage sich nicht immer im Massageraum abspielen muss, sondern Bestandteil des Alltags sein kann. Gönnen Sie sich die Freude, Ihren Partner zu rasieren, mit ihm zu duschen oder ihm die Haare zu waschen, während er sich entspannt.

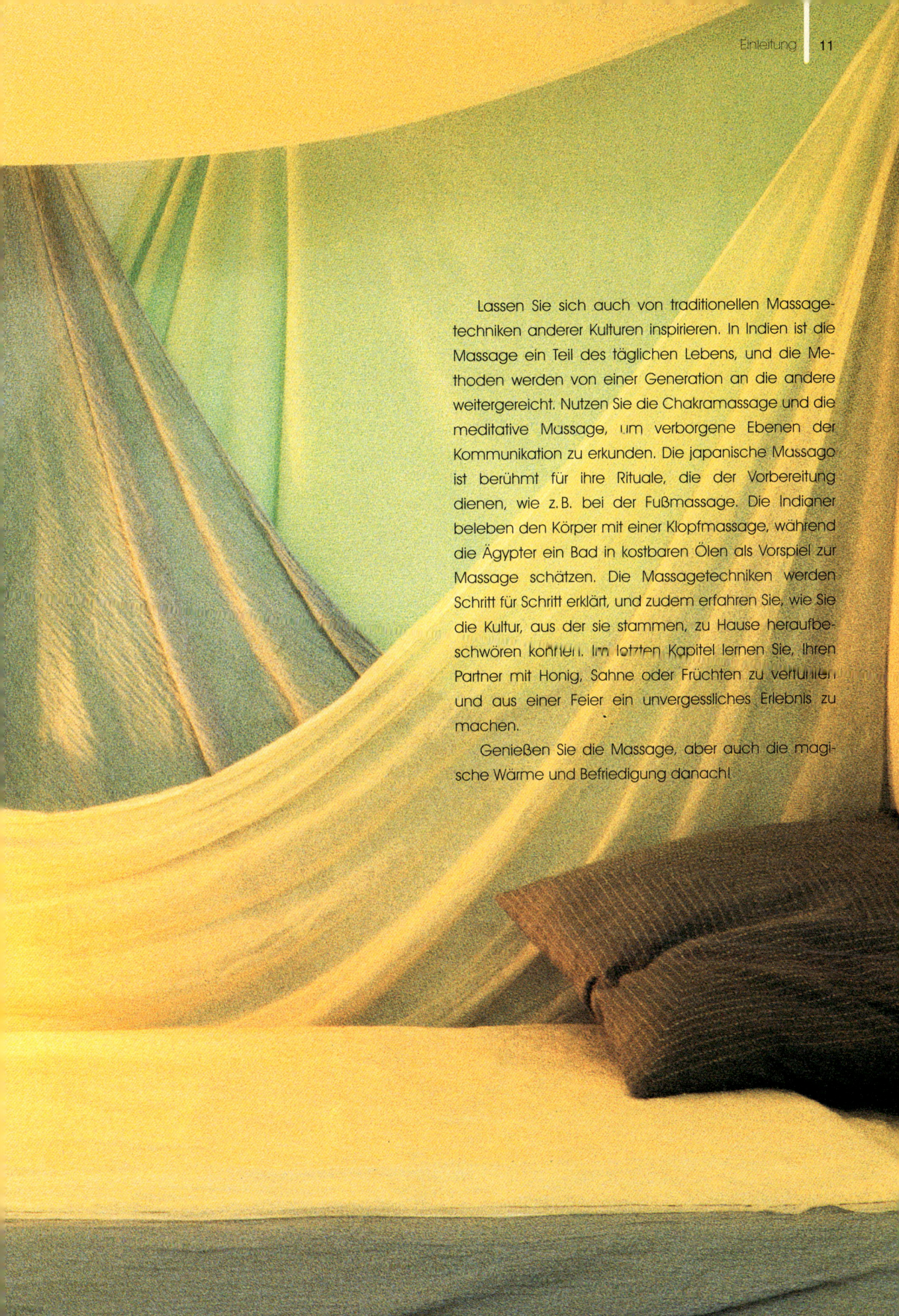

Lassen Sie sich auch von traditionellen Massagetechniken anderer Kulturen inspirieren. In Indien ist die
Massage ein Teil des täglichen Lebens, und die Methoden werden von einer Generation an die andere
weitergereicht. Nutzen Sie die Chakramassage und die
meditative Massage, um verborgene Ebenen der
Kommunikation zu erkunden. Die japanische Massage
ist berühmt für ihre Rituale, die der Vorbereitung
dienen, wie z. B. bei der Fußmassage. Die Indianer
beleben den Körper mit einer Klopfmassage, während
die Ägypter ein Bad in kostbaren Ölen als Vorspiel zur
Massage schätzen. Die Massagetechniken werden
Schritt für Schritt erklärt, und zudem erfahren Sie, wie Sie
die Kultur, aus der sie stammen, zu Hause heraufbe-
schwören können. Im letzten Kapitel lernen Sie, Ihren
Partner mit Honig, Sahne oder Früchten zu verführen
und aus einer Feier ein unvergessliches Erlebnis zu
machen.

Genießen Sie die Massage, aber auch die magische Wärme und Befriedigung danach!

KAPITEL 1
Die Sprache der sinnlichen Berührung

Die Kunst der sinnlichen Berührung betrachtet den ganzen Körper als Quelle der Lust. Sanft tanzende Fingerspitzen, kräftige Unterarme, liebevolle Hände und eine neckische Zunge spielen dabei eine Rolle und werden zu sehr wirksamen Instrumenten der Kommunikation, die Verlangen und Liebeslust ausdrücken.

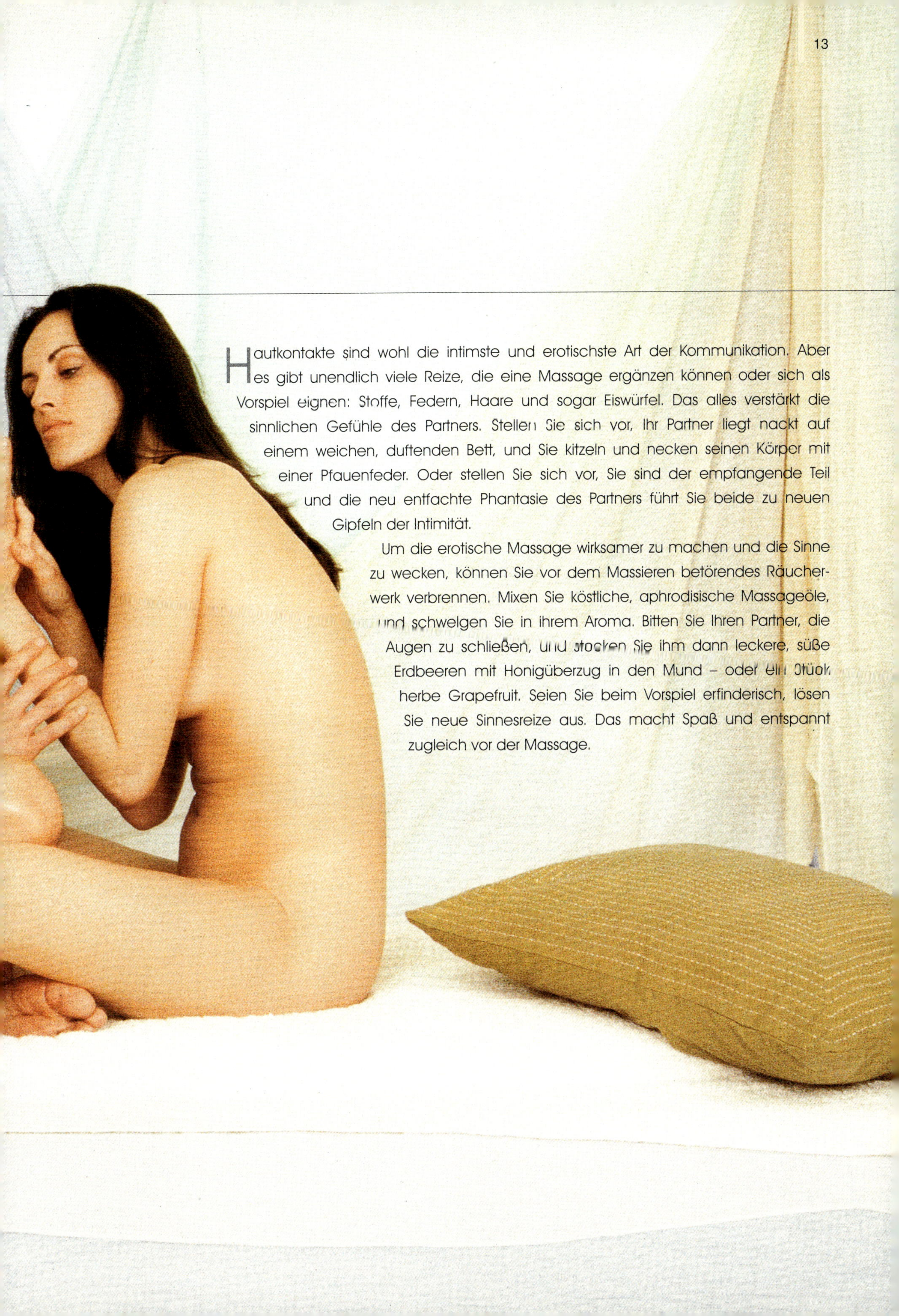

Hautkontakte sind wohl die intimste und erotischste Art der Kommunikation. Aber es gibt unendlich viele Reize, die eine Massage ergänzen können oder sich als Vorspiel eignen: Stoffe, Federn, Haare und sogar Eiswürfel. Das alles verstärkt die sinnlichen Gefühle des Partners. Stellen Sie sich vor, Ihr Partner liegt nackt auf einem weichen, duftenden Bett, und Sie kitzeln und necken seinen Körper mit einer Pfauenfeder. Oder stellen Sie sich vor, Sie sind der empfangende Teil und die neu entfachte Phantasie des Partners führt Sie beide zu neuen Gipfeln der Intimität.

Um die erotische Massage wirksamer zu machen und die Sinne zu wecken, können Sie vor dem Massieren betörendes Räucherwerk verbrennen. Mixen Sie köstliche, aphrodisische Massageöle, und schwelgen Sie in ihrem Aroma. Bitten Sie Ihren Partner, die Augen zu schließen, und stocken Sie ihm dann leckere, süße Erdbeeren mit Honigüberzug in den Mund – oder ein Stück herbe Grapefruit. Seien Sie beim Vorspiel erfinderisch, lösen Sie neue Sinnesreize aus. Das macht Spaß und entspannt zugleich vor der Massage.

Die sinnliche Partnermassage

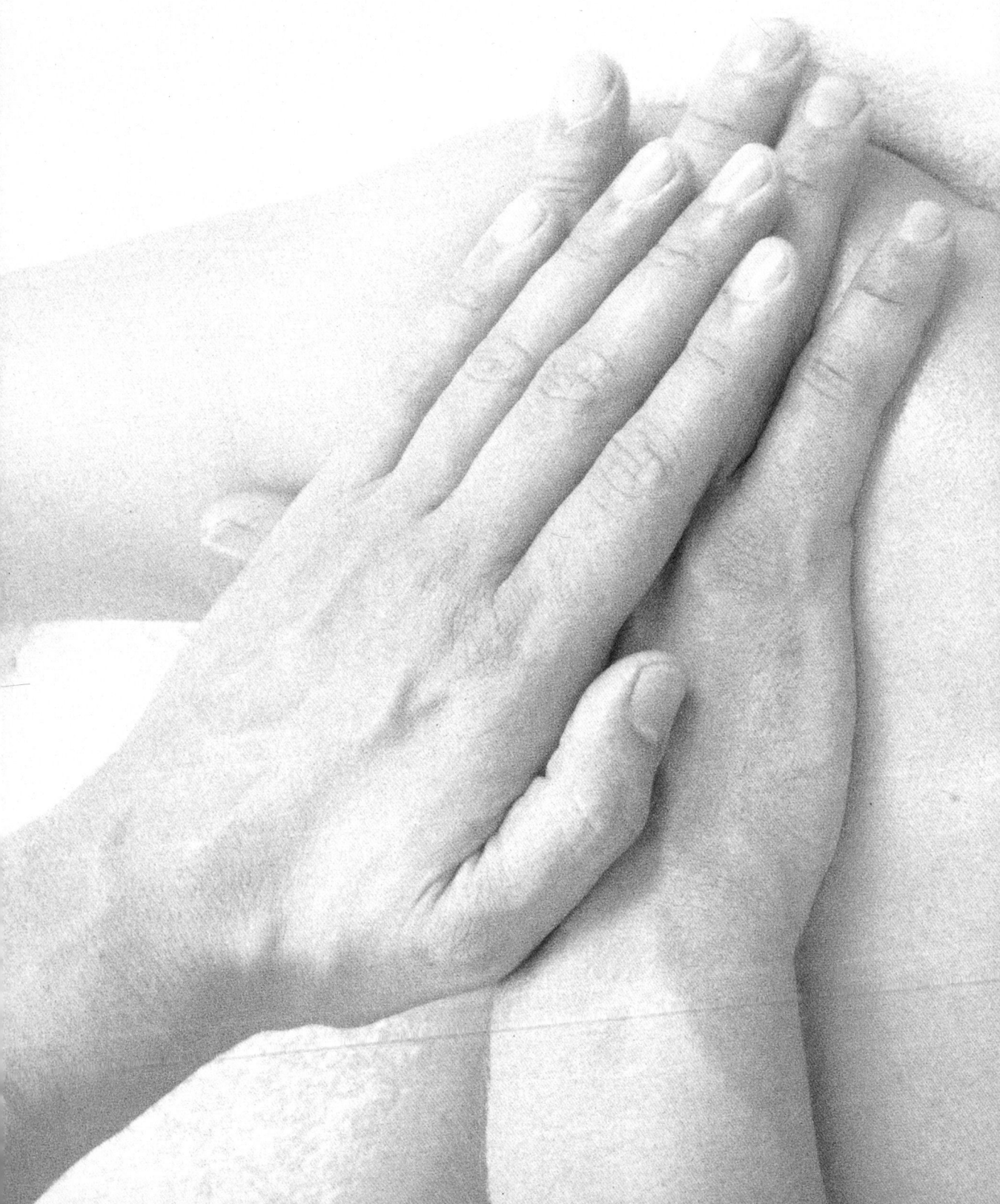

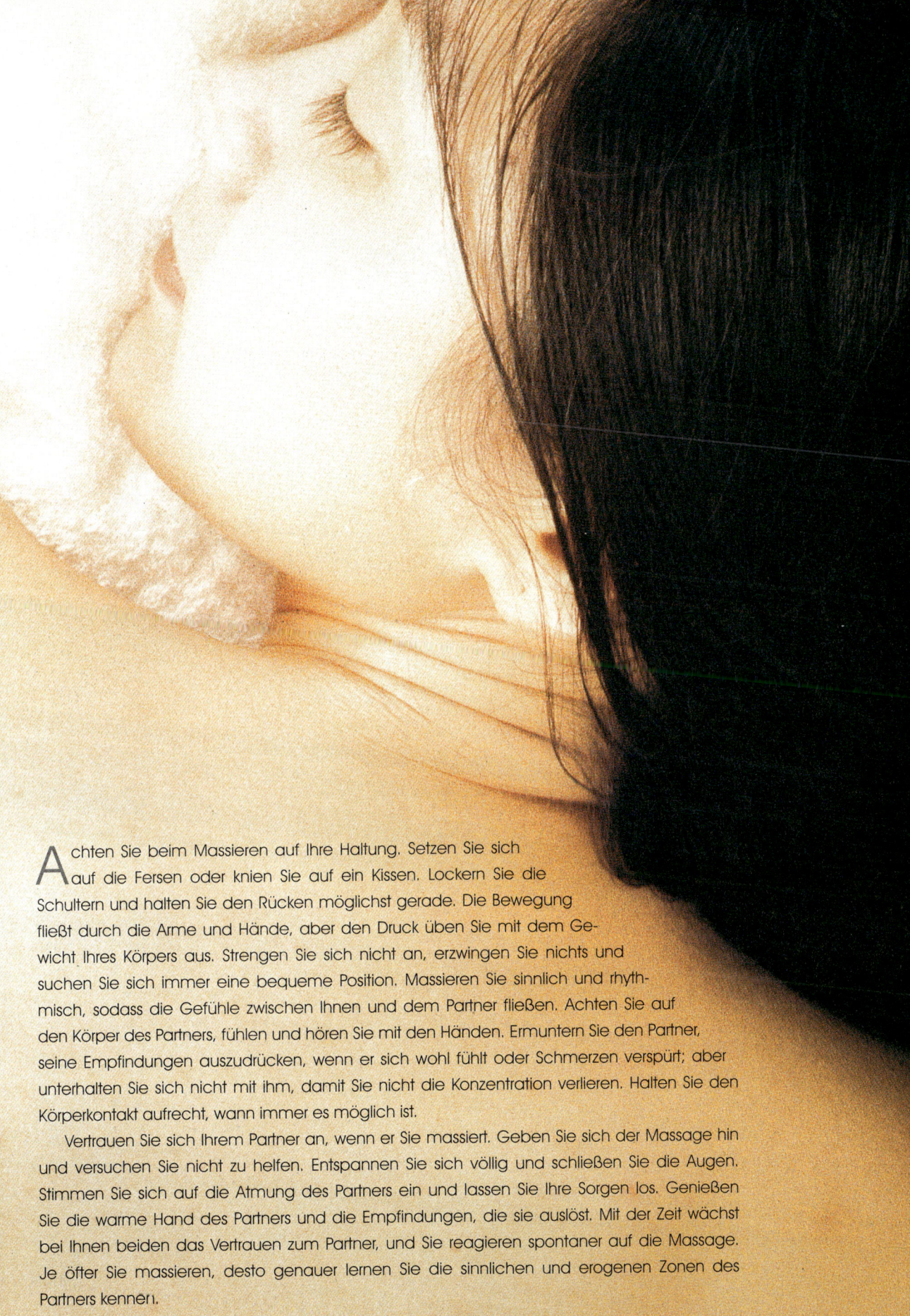

Achten Sie beim Massieren auf Ihre Haltung. Setzen Sie sich auf die Fersen oder knien Sie auf ein Kissen. Lockern Sie die Schultern und halten Sie den Rücken möglichst gerade. Die Bewegung fließt durch die Arme und Hände, aber den Druck üben Sie mit dem Gewicht Ihres Körpers aus. Strengen Sie sich nicht an, erzwingen Sie nichts und suchen Sie sich immer eine bequeme Position. Massieren Sie sinnlich und rhythmisch, sodass die Gefühle zwischen Ihnen und dem Partner fließen. Achten Sie auf den Körper des Partners, fühlen und hören Sie mit den Händen. Ermuntern Sie den Partner, seine Empfindungen auszudrücken, wenn er sich wohl fühlt oder Schmerzen verspürt; aber unterhalten Sie sich nicht mit ihm, damit Sie nicht die Konzentration verlieren. Halten Sie den Körperkontakt aufrecht, wann immer es möglich ist.

Vertrauen Sie sich Ihrem Partner an, wenn er Sie massiert. Geben Sie sich der Massage hin und versuchen Sie nicht zu helfen. Entspannen Sie sich völlig und schließen Sie die Augen. Stimmen Sie sich auf die Atmung des Partners ein und lassen Sie Ihre Sorgen los. Genießen Sie die warme Hand des Partners und die Empfindungen, die sie auslöst. Mit der Zeit wächst bei Ihnen beiden das Vertrauen zum Partner, und Sie reagieren spontaner auf die Massage. Je öfter Sie massieren, desto genauer lernen Sie die sinnlichen und erogenen Zonen des Partners kennen.

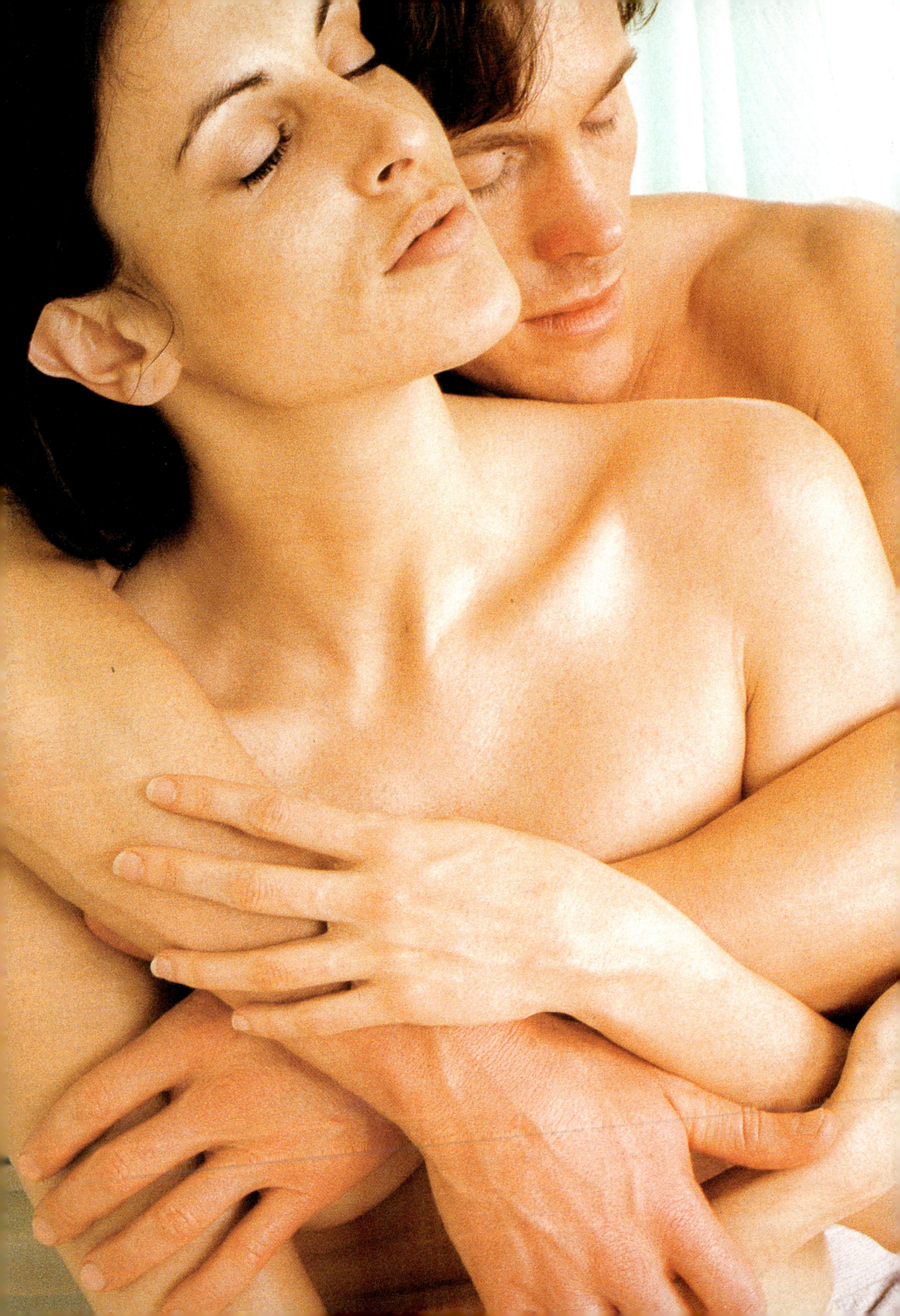

Liebevolle Hände

Eine sinnliche Liebkosung oder eine liebevolle Berührung sagt oft mehr als Worte. Allzuoft fällt es uns nicht leicht, Gefühle in Worte zu fassen. Die Massage ist eine wundervolle und sehr wirksame Methode, mit den Händen Liebe und Vertrauen auszudrücken. Wenn Sie den Körper Ihres Partners sanft und zärtlich erforschen und seine empfindsamsten Stellen streicheln, tauschen Sie beide intensive Lustgefühle aus, die Ihre Beziehung reizvoller machen.

Lauschen Sie mit den Händen, wenn Sie zu massieren beginnen. Reagieren Sie auf den Körper des Partners, wenn er seufzt oder sich bewegt. Bleiben Sie dann länger an dieser Stelle und wiederholen Sie liebevoll die Bewegungen, die der Partner genießt. Achten Sie aber auch auf seine Schmerzschwelle und auf Signale seines Körpers: „Es ist

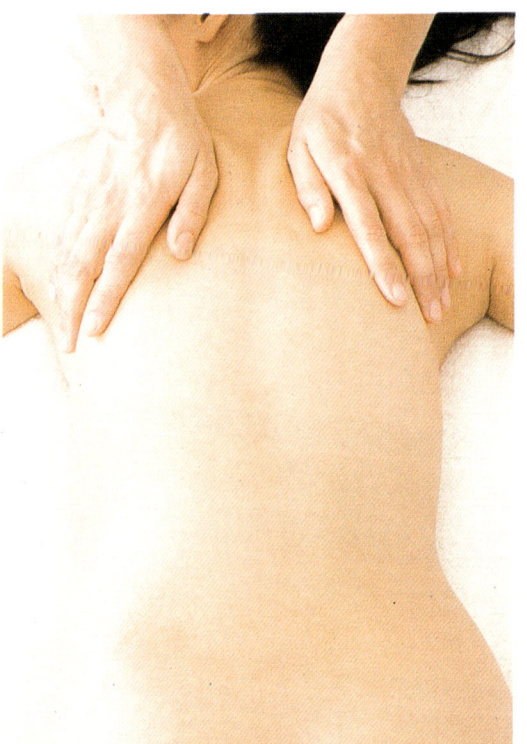

Zeit, hier aufzuhören" oder „Diese Massage ist mir zu kräftig." Nur Einfühlungsvermögen bringt Ihrem Partner die Erfüllung.

Während der Massage sind Ihre Hände äußerst wirkungsvolle Instrumente der Lust, da ihre Bewegungen dem Partner zeigen, was Sie empfinden. Darum ist es so wichtig, die Hände zu pflegen. Bevor Sie mit der Massage beginnen, sollten Sie darauf achten, dass die Hände sauber sind und keine harten Stellen haben und dass die Nägel kurz und glatt gefeilt sind. Wärmen Sie das Öl vor, indem Sie die Flasche in eine kleine Schale mit heißem Wasser stellen. Wenn Sie kalte Hände haben, geben Sie ein paar Tropfen Öl auf die Handfläche und verreiben sie, bevor Sie zu massieren anfangen. Ihr Partner wird Ihnen diese Mühe danken.

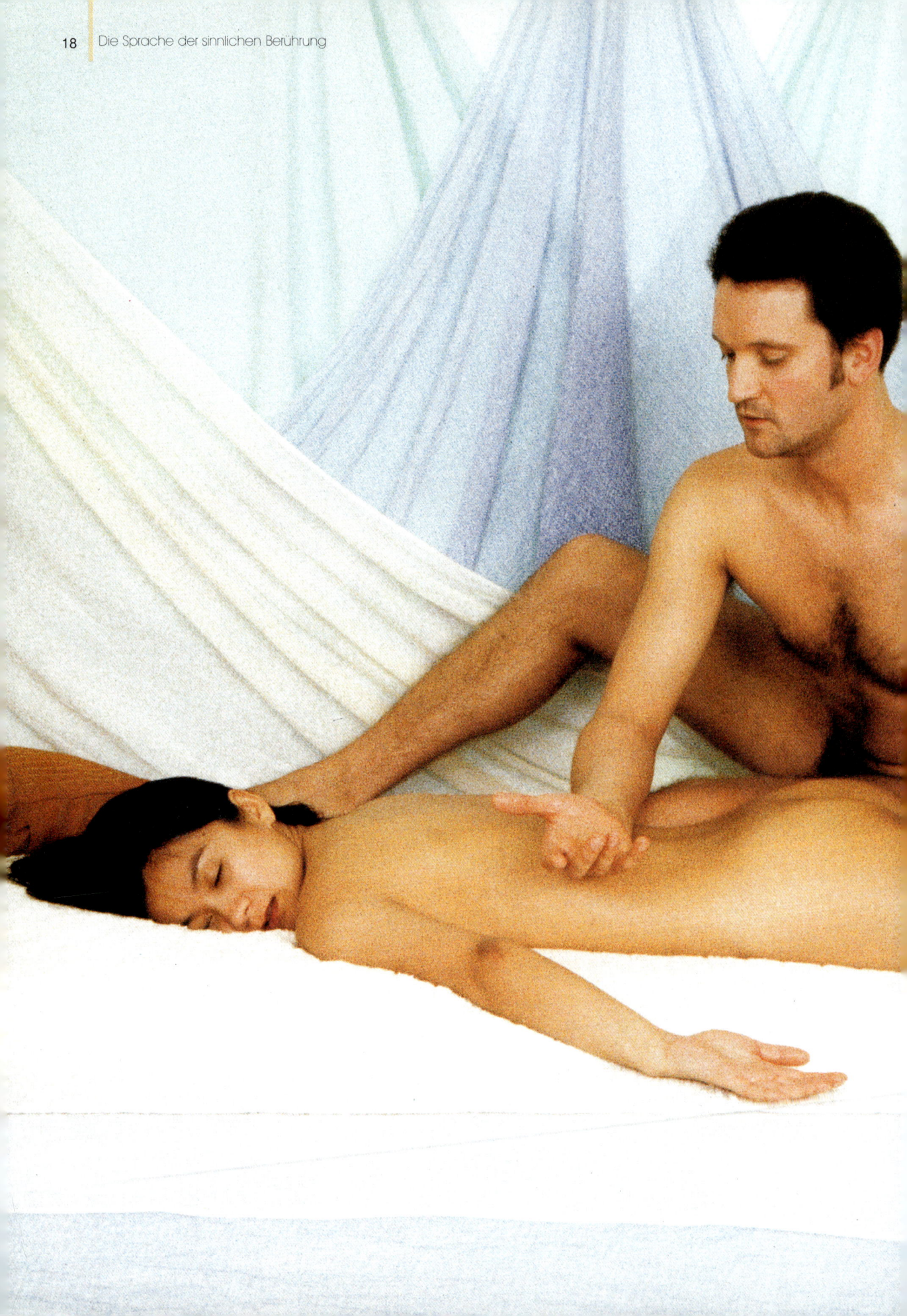

Der sinnliche Körper

Wenn Sie verschiedene Körperteile massieren, müssen Sie Ihrer Intuition vertrauen und mit der Partnerin experimentieren, um ihre erogenen Zonen zu entdecken. Sanftes, sauberes Haar hat eine herrliche Struktur, die an Chiffon erinnert. Sie können damit wundervolle, erotische Empfindungen auslösen. Wenn Sie langes Haar haben, lassen Sie es auf den Körper der Partnerin fallen und drehen Sie den Kopf sacht hin und her, um die Haut leicht zu kitzeln. Streichen Sie mit den Fingernägeln langsam über die Haut der Partnerin, auch über die weiche Innenfläche der Arme und an der Wirbelsäule entlang.

Suchen Sie die empfindlichsten Stellen ihres Körpers und küssen Sie sie leidenschaftlich und lange. Die Partnerin soll Ihre weichen, samtigen Lippen und die heiße, feuchte Zunge spüren. Wenn Sie die Haut befeuchtet haben, blasen Sie sacht darauf, um eine weitere erregende Empfindung auszulösen. Liebkosen Sie den Körper mit den Unterarmen, vor allem den Rücken und das Gesäß, sodass die flaumigen Körperhaare einen angenehmen Schauer den Rücken herunter laufen lassen. Sie können sich auch einölen und auf den Rücken der Partnerin legen. Bewegen Sie sich sanft hin und her und passen Sie sich ihren Körperkonturen an.

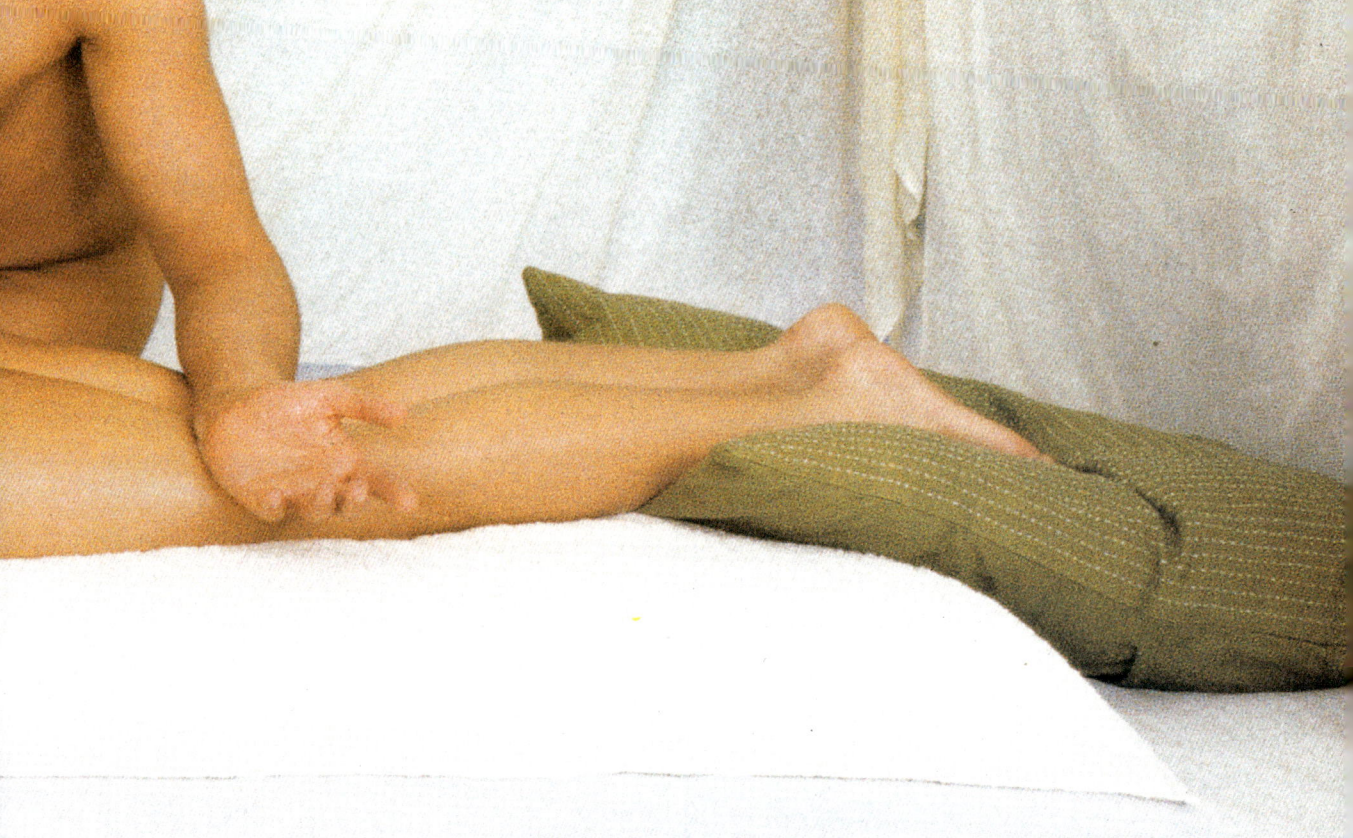

Sinnliche Reize

Schenken Sie Ihrem Partner herrliche, neue Lustgefühle an verschiedenen Körperteilen, indem Sie Gegenstände benutzen. Liebkosen Sie ihn mit weichen, kitzelnden Federn oder mit einem Seidenschal. Experimentieren Sie mit allerlei Strukturen und Empfindungen, damit Sie wissen, wie der Partner an den einzelnen Stellen auf Reize reagiert. Necken und entzücken Sie ihn mit dem Tuch, bis sein Verlangen einen Höhepunkt erreicht. Sie können auch mit einem Eiswürfel über die Haut und den Rücken hinabstreichen und die Nervenenden in der Haut stimulieren. Auch ein Rasierpinsel, sanft wie Babyhaut, und eine kühle Halskette aus Gold oder Silber eignen sich dafür.

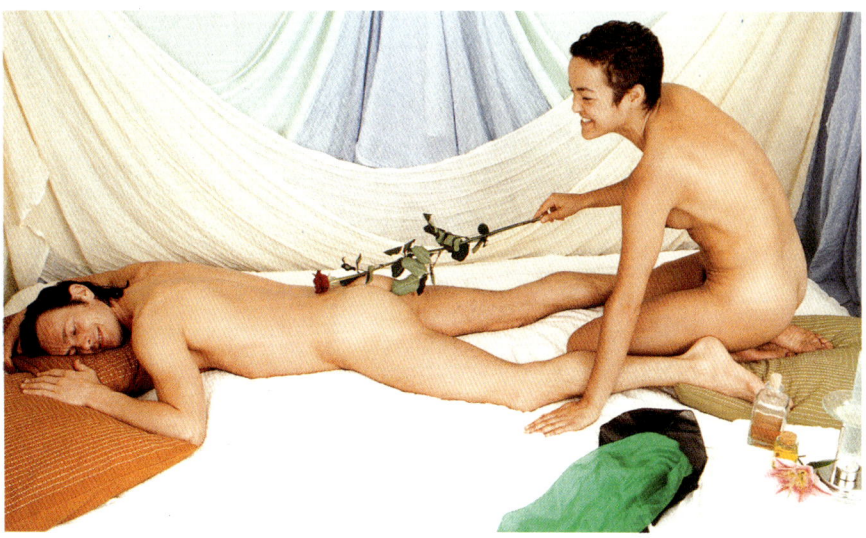

Ein Blumenstrauß

Wählen Sie eine duftende, sanfte Blume mit einer schönen Farbe aus – oder die Lieblingsblume des Partners. Eine Rose darf natürlich keine Dornen haben. Streicheln Sie das Gesicht des Partners, lassen Sie ihn den Duft einatmen und fahren Sie dann mit der Blume langsam über den ganzen Körper. Streuen Sie ein paar Blütenblätter auf die Stelle, die Sie massieren wollen, und tragen Sie erst dann das Öl auf, um das Spiel fortzusetzen.

Ein eisiges Gefühl

Legen Sie einen Eiswürfel behutsam oben auf die Wirbelsäule. Streichen Sie mit ihm über den Rücken, und lassen Sie ihn in den sanften Rundungen des unteren Rückens schmelzen, sodass der Partner den Kontrast zwischen Kälte und Wärme spürt. Massieren Sie sanft die Brustwarzen mit dem Eiswürfel und streichen Sie mit ihm hinunter zum Nabel.

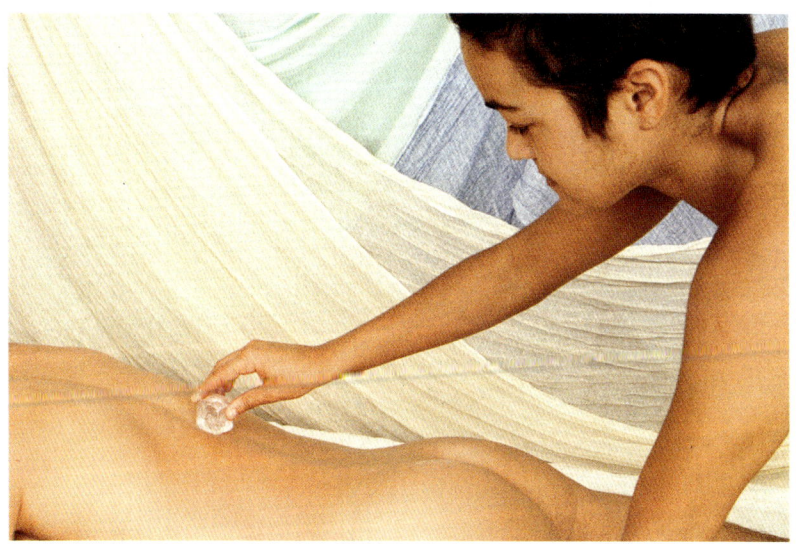

Neckische Seide

Nehmen Sie einen Seidenschal, ein Stück Chiffon oder ein Stück Samt und streichen Sie damit langsam über die Haut des Partners. Liebkosen Sie jede Rundung und jeden Muskel und machen Sie lange, fließende Bewegungen vom Hals über den Rücken bis zum Gesäß. Necken Sie die Haut, indem Sie das Tuch hin und her schwingen.

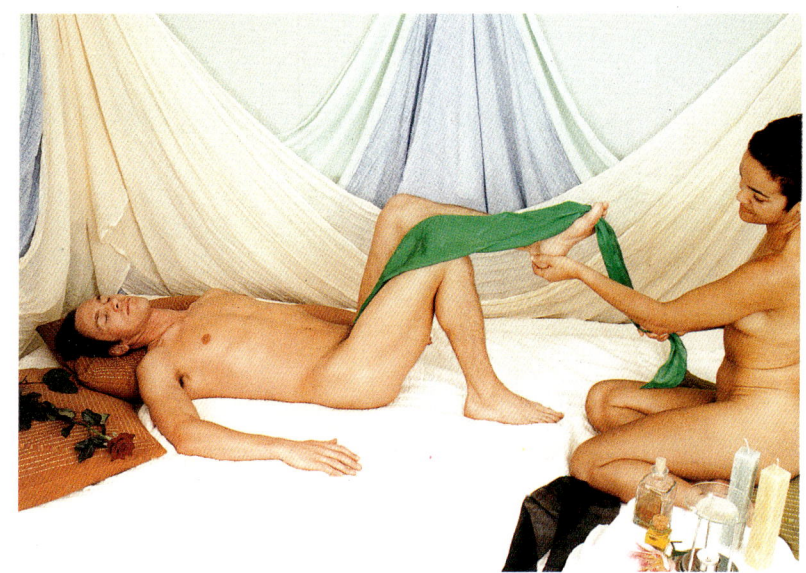

Die Berührung einer Feder

Federn sind herrlich erotisch, wenn Sie damit über die Haut streichen. Verwenden Sie eine saubere, weiche Feder oder Federboa, um den Körper des Partners zu liebkosen und die Haut langsam zu kitzeln. Streichen Sie über die Ellbeuge – eine sehr empfindliche und erogene Zone – und über Gesicht und Bauch. Kitzeln Sie die Handteller, ziehen Sie die Feder zwischen den Zehen durch, kitzeln Sie die Füße, bis Sie den Partner zum Lachen bringen.

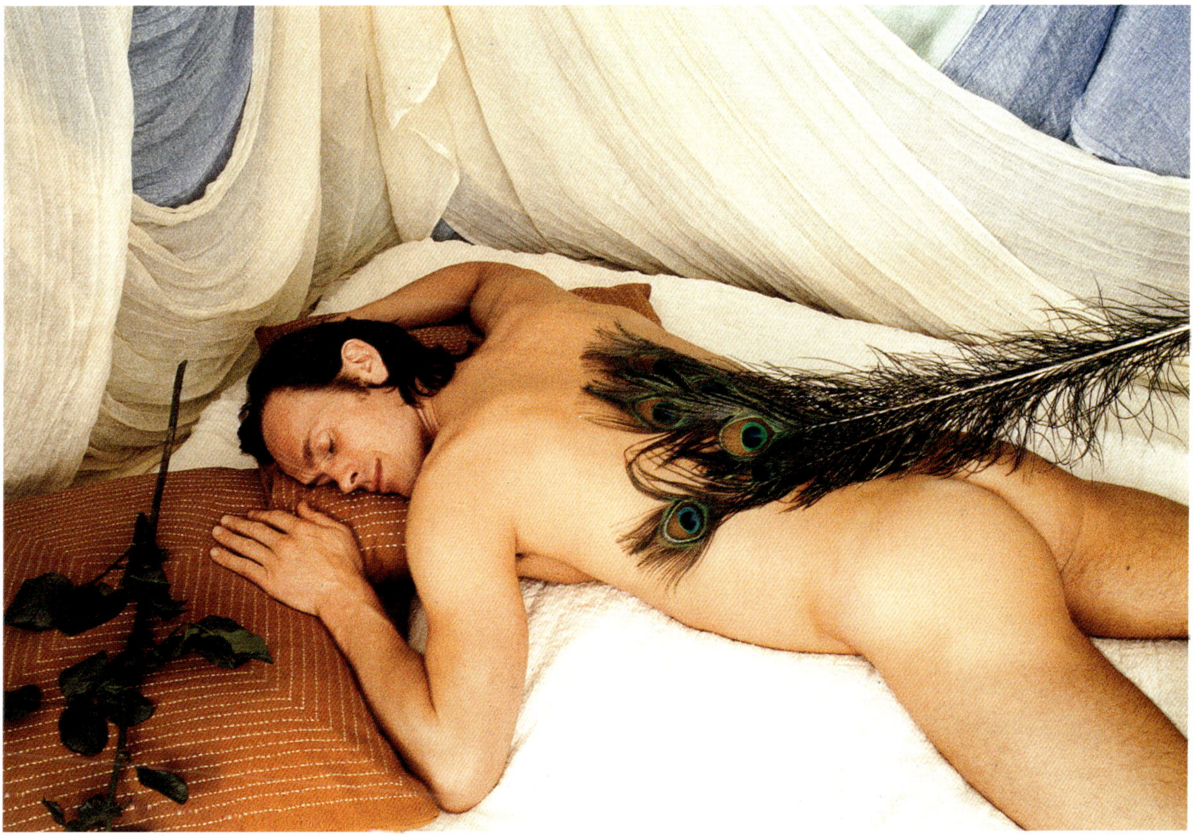

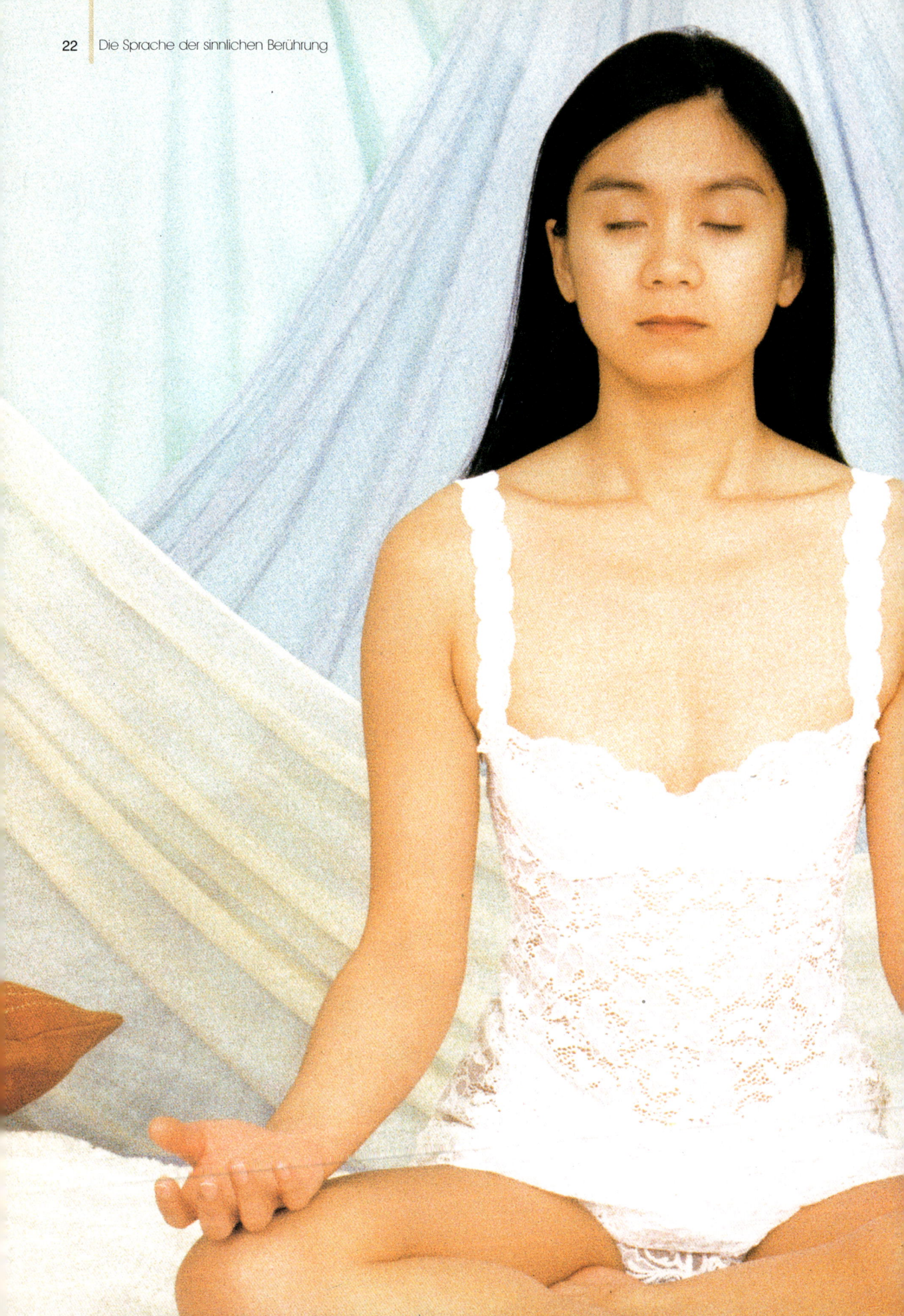

Die Vorbereitung der Massage

Schon die Vorbereitung der erotischen Massage ist ein erotisches Vergnügen, das sich auf die Massage auswirkt. Mixen Sie köstliche Öle, sammeln Sie sich geistig, arrangieren Sie die „Kulissen", wärmen Sie die Hände und stellen Sie bereit, was Sie brauchen. Das alles ist wichtig und befriedigend. Sobald Sie mit der Massage begonnen haben, sollten Sie den Kontakt mit dem Partner nicht unterbrechen und erst recht nicht das Zimmer verlassen, sonst können Sie das Ambiente verderben, das Sie kreiert haben, und den sinnlichen Zauber brechen.

Ein warmes Zimmer, geschwängert mit verführerischen Düften, und sinnliche Massageöle helfen Ihnen beiden, sich ganz zu entspannen. Wählen Sie den richtigen Raum und die richtige Zeit, damit Sie das Erlebnis genießen können. Sorgen Sie dafür,

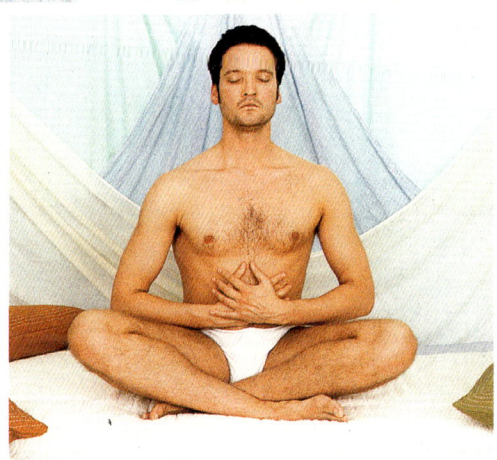

dass niemand Sie stört, schalten Sie den Fernseher aus, stellen Sie das Telefon ab und kümmern Sie sich nicht um die Türklingel. Massieren Sie nicht, wenn Sie müde sind oder wenig Zeit haben, sonst erleben Sie eine Enttäuschung. Sie können sich besser entspannen und die Massage intensiver genießen, wenn Sie ruhig sind, sich in einem stillen Massagetempel befinden und viel Zeit haben, um den Körper des Partners zu erforschen.

Sobald Sie begonnen haben, Ihren Partner mit sinnlicher Massage zu verführen und seine Geschmacksknospen mit Erdbeeren zu verwöhnen, haben Sie zwischen ihm und sich ein besonders starkes Band geknüpft.

Ebendarum sollten Sie den Hautkontakt aufrechterhalten, und daher ist es wichtig, dass alles in Reichweite ist, was Sie für die Massage benötigen.

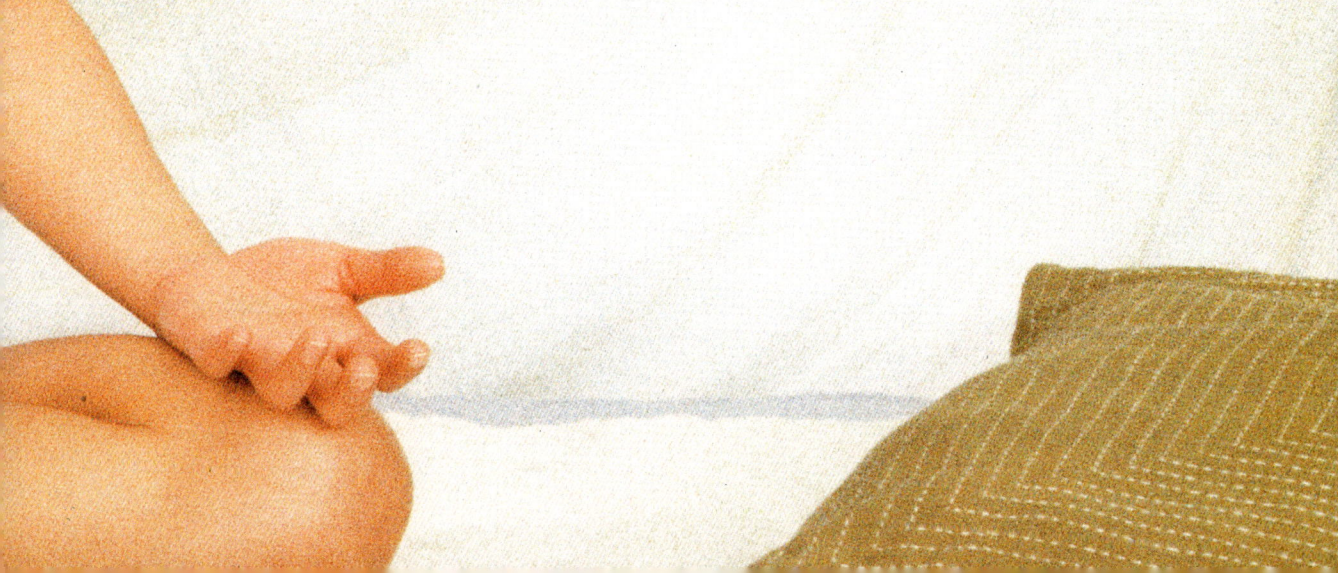

Das Wärmen der Hände

Bewahren Sie Ihr Massageöl in einer Flasche auf, die mit einem Kork verschlossen ist, besser noch in einer verschließbaren Plastikflasche. Wenn Sie nichts anderes zur Hand haben, können Sie eine Schale oder einen kleinen Krug nehmen, aber passen Sie auf, dass Sie das Gefäß nicht umwerfen. Halten Sie ein wenig Abstand vom Partner, wenn Sie die Hände einölen, damit Sie ihn nicht mit Öl bespritzen. Geben Sie ein wenig Öl auf die Handfläche und reiben Sie die Hände aneinander, um es zu verteilen und anzuwärmen. Danach können Sie die Hände sanft auf den Körper des Partners legen und mit der Massage beginnen. Wenn Sie später mehr Öl brauchen, drehen Sie eine Hand um, ohne den Körperkontakt aufzugeben, und träufeln etwas Öl darauf. Verreiben Sie das Öl und verteilen Sie es mit weiten, ausholenden Bewegungen auf der Haut des Partners. Tragen Sie das Öl so oft wie nötig auf, damit Ihre Hände gut gleiten. Auf einigen trockenen oder haarigen Partien brauchen Sie etwas zusätzliches Öl.

Warnung

Sie dürfen sich nicht massieren lassen, wenn Sie

- vor weniger als 2 Stunden viel gegessen haben
- Grippe oder Fieber haben
- an Gelenk- oder Hautentzündungen leiden
- offene Wunden, Blutergüsse oder Hautkrankheiten haben
- an Krebs erkrankt sind
- in den ersten 3 Monaten schwanger sind
- einen Knochenbruch oder eine Verstauchung haben
- Krampfadern haben oder unter einer Thrombose leiden

Worauf Sie achten müssen

- respektieren Sie die Wünsche des Partners
- legen Sie Handtücher und Öl in Reichweite
- halten Sie den Körperkontakt aufrecht
- ermuntern Sie den Partner, Wünsche zu äußern
- massieren Sie langsam
- vermeiden Sie Gespräche
- sorgen Sie dafür, dass niemand Sie stört

Die Zubereitung der Öle

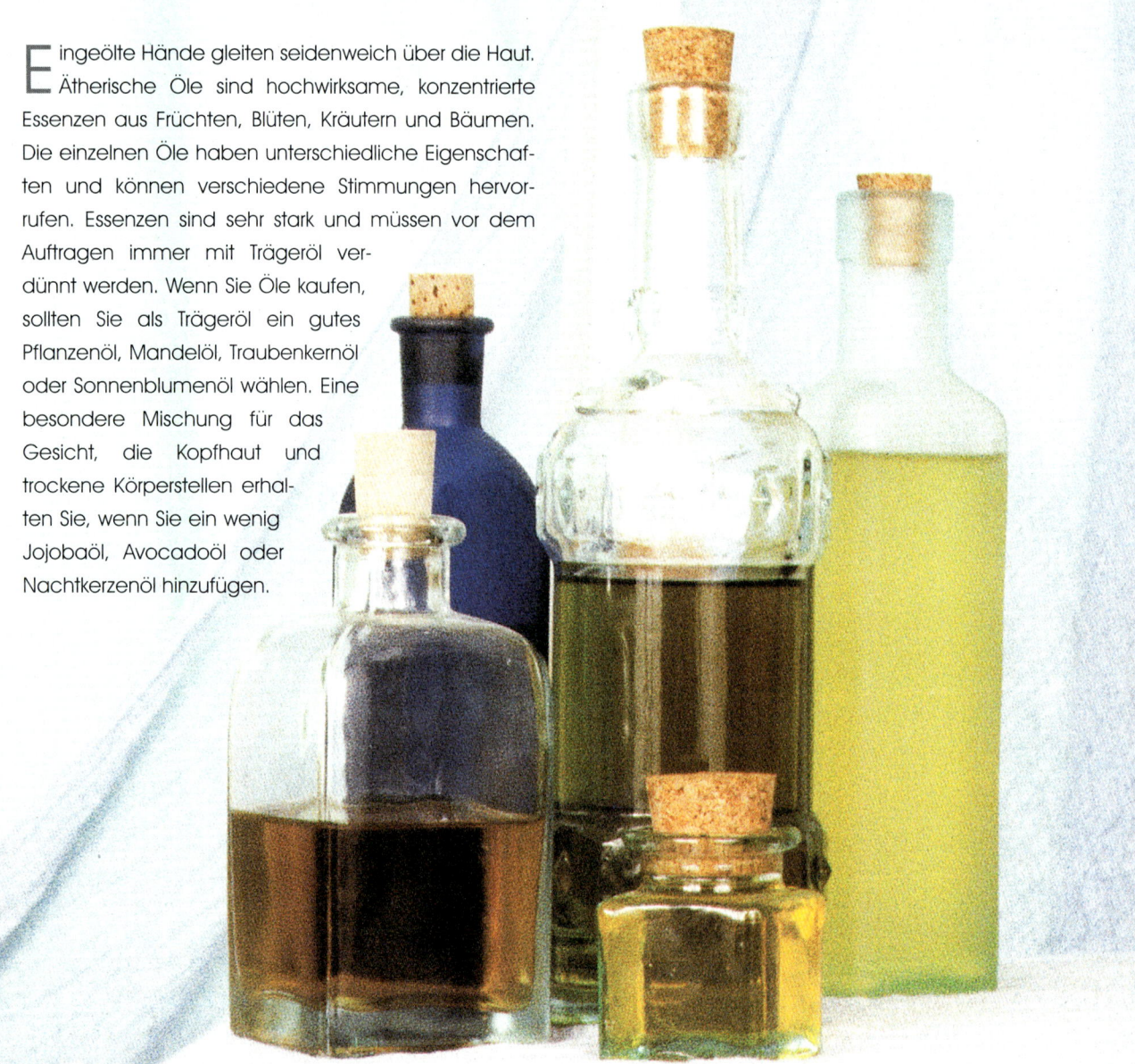

Eingeölte Hände gleiten seidenweich über die Haut. Ätherische Öle sind hochwirksame, konzentrierte Essenzen aus Früchten, Blüten, Kräutern und Bäumen. Die einzelnen Öle haben unterschiedliche Eigenschaften und können verschiedene Stimmungen hervorrufen. Essenzen sind sehr stark und müssen vor dem Auftragen immer mit Trägeröl verdünnt werden. Wenn Sie Öle kaufen, sollten Sie als Trägeröl ein gutes Pflanzenöl, Mandelöl, Traubenkernöl oder Sonnenblumenöl wählen. Eine besondere Mischung für das Gesicht, die Kopfhaut und trockene Körperstellen erhalten Sie, wenn Sie ein wenig Jojobaöl, Avocadoöl oder Nachtkerzenöl hinzufügen.

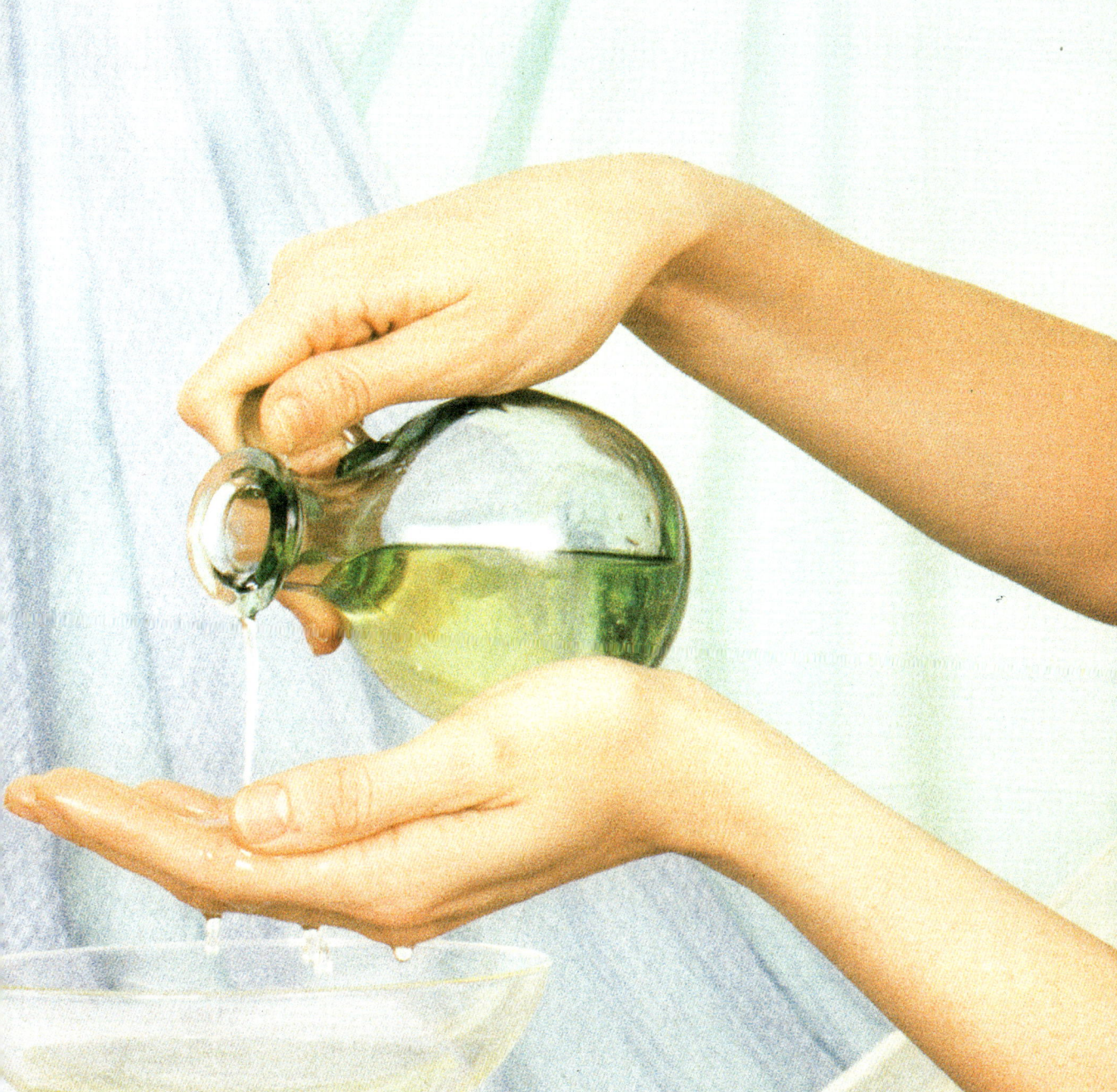

So mischen Sie Ihre Öle

Sie brauchen etwa 50 ml Trägeröl, um den ganzen Körper zu massieren. Wenn Sie selbst mischen, denken Sie daran, dass ätherische Öle ihre Wirkung rasch verlieren, wenn man sie mit Trägeröl vermengt. Am besten verbrauchen Sie das ganze Öl oder fügen einen Teelöffel (5 ml) Weizenkeimöl als Konservierungsmittel hinzu. Die folgende Tabelle soll nur eine Anleitung sein – es gibt noch viele andere Essenzen. Mischen Sie sinnliche Öle sorgfältig; sie müssen zueinander passen. Subtilität ist besser als Aufdringlichkeit.

Tabelle der ätherischen Öle

Öl	therapeutische Wirkung
BERGAMOTTE	anregend bei Müdigkeit, Erkältung, Depressionen
ZEDERNHOLZ	Aphrodisiakum für die Hautpflege, bei Atemwegserkrankungen
MUSKATELLERSALBEI	sinnlich, stärkend lindert Stress, Depressionen, Nervosität
WEIHRAUCH	beruhigend für die Hautpflege, lindert Stress und Angst
GERANIE	sedativ lindert Hautkrankheiten, Depressionen und PMS
JASMIN	verbessert die Stimmung fördert das Wohlbefinden, lindert nervöse Erschöpfung
LAVENDEL	beruhigend, heilend verbessert die Haut, lindert Stress, Schlafstörungen und Muskelschmerzen
LIMONE	stärkend lindert Depressionen und Erkältungen
NEROLI (ORANGENBLÜTE)	sedativ, Aphrodisiakum für die Hautpflege, lindert Depressionen
ROSE	heilend, verbessert die Stimmung pflegt die Haut, lindert Depressionen und Stress
SANDELHOLZ	Aphrodisiakum, Antidepressivum lindert Stress, Verspannung, Depressionen
SÜSSE ORANGE	verbessert die Stimmung lindert Depressionen und Stress
VETIVER (BARTGRAS)	entspannend lindert Schlafstörungen, Bluthochdruck, Muskelschmerzen
YLANG-YLANG	entspannend starkes Aphrodisiakum, lindert Schlafstörungen und Stress

Diese Tabelle führt einige wichtige ätherische Öle und ihre Eigenschaften auf. In Reformhäusern sind noch viele andere Öle erhältlich. Dort bekommen Sie auch weitere Informationen.

Traditionelle Anwendung	Warnungen
Ein sehr wirksames, erfrischendes Öl, benannt nach der italienischen Stadt Bergamot, wo man es seit Jahrhunderten benutzt.	Nicht vor dem Sonnenbad benutzen, es kann die Haut reizen.
Dieses Öl verwendeten die alten Ägypter als heiliges Öl zum Verbrennen und für die Hautpflege.	In der Schwangerschaft meiden.
Ein Aphrodisiakum, das angeblich euphorisch macht.	Während der Schwangerschaft nicht anwenden.
Eine sehr wirksame Meditationshilfe, einst als Räucherwerk verbrannt.	–
Dies war die Blume der Liebesgöttin Venus.	Kann empfindliche Haut reizen.
Diese herrlich duftende Blume ist dem Hindu-Gott der Liebe geweiht.	Kann empfindliche Haut reizen.
Die Römer badeten darin, um Ruhe und Frieden zu finden.	–
Ruft ein Gefühl des Glücks und des Wohlbefindens hervor.	Nicht vor dem Sonnenbad benutzen, es kann die Haut reizen.
Ein köstlich duftendes Öl, das man auf Brautkränze träufelt, um Nervosität zu lindern.	–
Die Königin der Öle, ein hochwirksames, feminines Öl, das Kleopatra benutzte, um Marcus Antonius zu verführen.	In den ersten Monaten der Schwangerschaft meiden.
Ein milder, holziger Duft, in Ägypten und in Indien als ein starkes Aphrodisiakum bekannt.	–
Bringt gute Laune und macht fröhlich.	Nicht vor dem Sonnenbad benutzen, es kann die Haut reizen.
Wird in Indien seit Jahrtausenden als Öl des Friedens verwendet.	–
In Indonesien streut man die Blüten in den Flitterwochen über das Ehebett, um Verlangen zu wecken und Wohlbefinden zu fördern.	Sparsam verwenden – der Duft ist sehr stark.

Aromatische Verführung

Verteilen Sie diese Mixturen aus Trägerölen und kräftigen ätherischen Ölen großzügig auf dem Körper des Partners. Wählen Sie exotische Düfte, um die Massage reizvoller zu machen oder Ihren Partner zu verführen. Überlegen Sie, welche Wirkung Sie erzielen möchten, und mischen Sie dann die ätherischen Öle mit 50 ml Trägeröl (Avocado-, Haselnuss-, Mandel- oder Jojobaöl). Ölen Sie damit die Haut ein, oder träufeln Sie das Öl ins Badewasser. Halbieren Sie die Menge bei empfindlicher Haut.

Apollo
Diese männliche Mischung gibt Energie und macht sinnlich.

- 6 Tropfen Basilikum
- 4 Tropfen Weihrauch
- 6 Tropfen Bergamotte

Leidenschaft
Weckt und verstärkt das Verlangen

- 6 Tropfen Ingwer
- 6 Tropfen Orange

Verführung
Betören Sie den Partner mit subtilen Düften

- 6 Tropfen Rose
- 4 Tropfen Ylang-Ylang
- 6 Tropfen Limone

Schiwa
Weckt den hübschen indischen Prinzen

- 8 Tropfen Sandelholz
- 5 Tropfen Patschuli
- 5 Tropfen Muskatellersalbei

Schakti
Speziell für eine schöne Prinzessin

- 6 Tropfen Geranie
- 4 Tropfen Patschuli
- 6 Tropfen Rose

Versuchung
Für einen unbestreitbar erotischen Moment der Lust

- 6 Tropfen Kardamom
- 6 Tropfen Limone

Ruhe
Eine Mischung, die Körper und Geist beruhigt

- 8 Tropfen Lavendel
- 5 Tropfen Muskatellersalbei
- 7 Tropfen Limone

Venus
Eine wirksame, feminine, luxuriöse Mischung

- 8 Tropfen Rosenholz
- 4 Tropfen Ylang-Ylang
- 6 Tropfen Jasmin

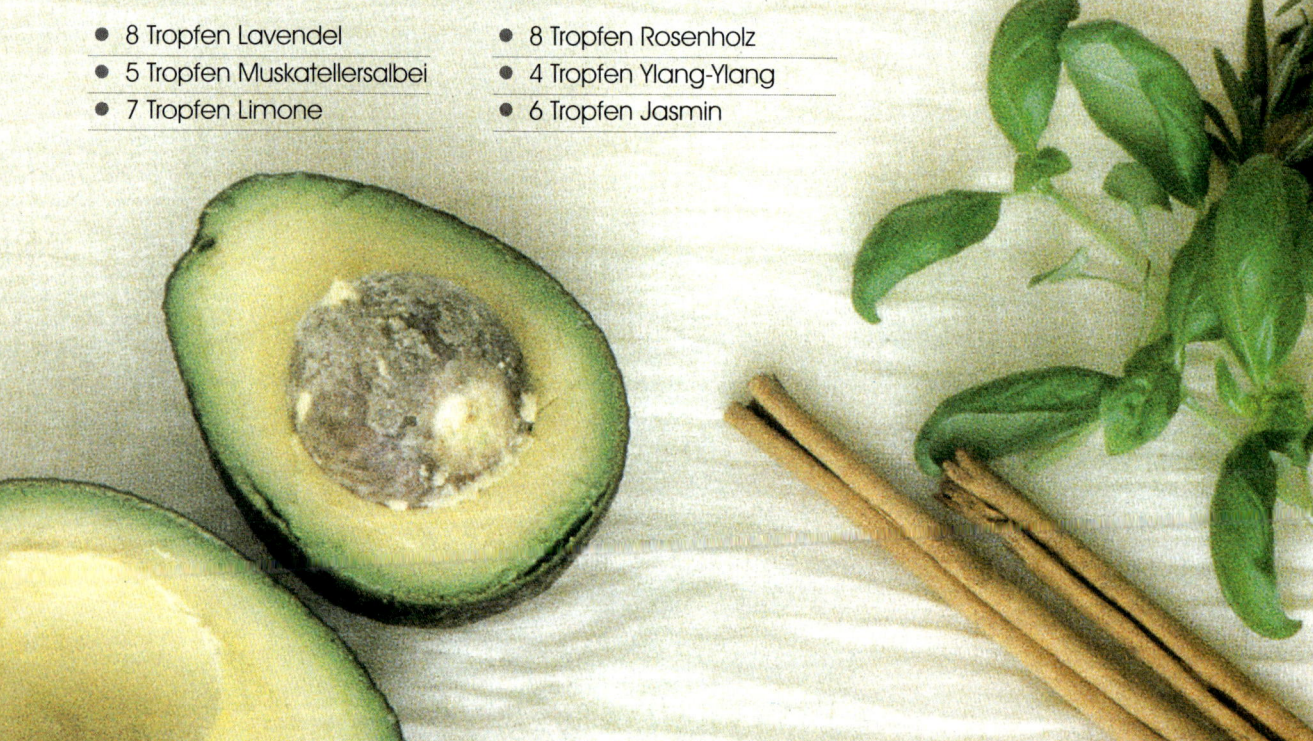

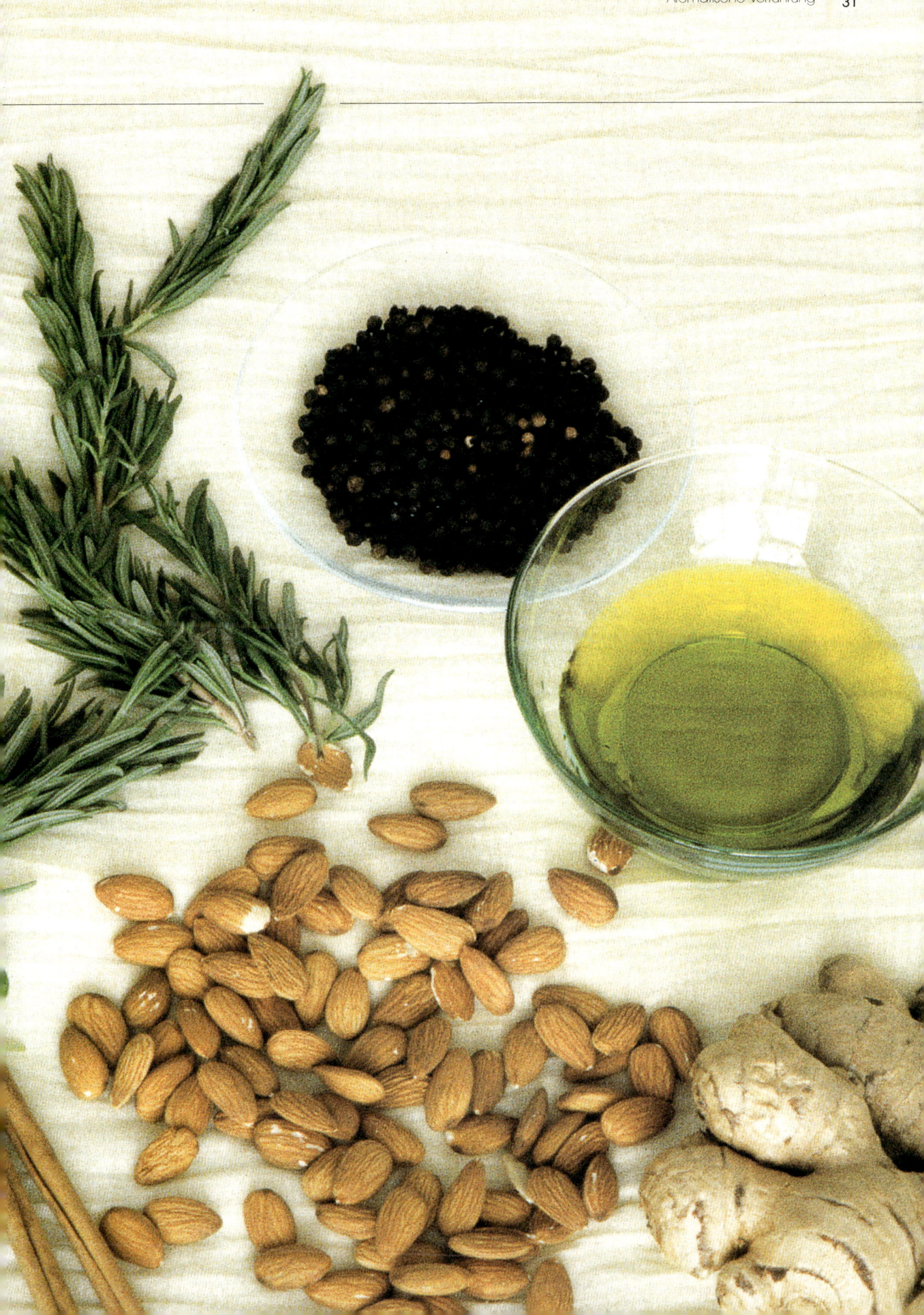

Der Schauplatz der Handlung

Vorbereiten des Massagetempels

Verwandeln Sie das Zimmer, in dem Sie massieren wollen, in einen Hafen der puren Lust und lassen Sie Ihrer Sinnlichkeit und Fantasie freien Lauf. Füllen Sie den Raum mit duftenden Blumen, köstlichen exotischen Früchten und delikaten Speisen und Weinen. Kreieren Sie eine verführerische Atmosphäre mit Kerzen und sanfter, sinnlicher Musik, die Sie und Ihren Partner beruhigt und entspannt. Verbrennen Sie Weihrauch oder exotische, sinnliche Öle. Verwenden Sie luxuriöse Stoffe und üppige Kissen. So schaffen Sie eine ideale Umwelt für die Massage.

Beleuchtung und Temperatur

Das Zimmer, in das Ihr Partner schreiten wird, sollte warm wie eine laue Tropennacht sein und gedämpftes, verführerisches Licht ausstrahlen. Wärme ist am wichtigsten; sie hilft Ihnen, sich völlig zu entspannen und sich Ihrer Nacktheit hinzugeben. Eine flackernde Kerze oder ein Nachtlicht erzeugen ein warmes, romantisches Glühen. Stellen Sie Kerzenhalter überall im Zimmer auf und genießen Sie den zarten Lichtschein schwimmender Kerzen in einer hübschen Schale, in die Sie einige Ihrer Lieblingsblüten gestreut haben. Versuchen Sie, ohne die Deckenlampe auszukommen – sie ist meist zu hell. Wenn Sie mehr Licht brauchen, stellen Sie eine kleine Lampe in Ihren Massagetempel. Sie können sogar eine Glühbirne in einer sanften, romantischen Farbe einschrauben, um den Raum in ein verführerisches Licht zu tauchen.

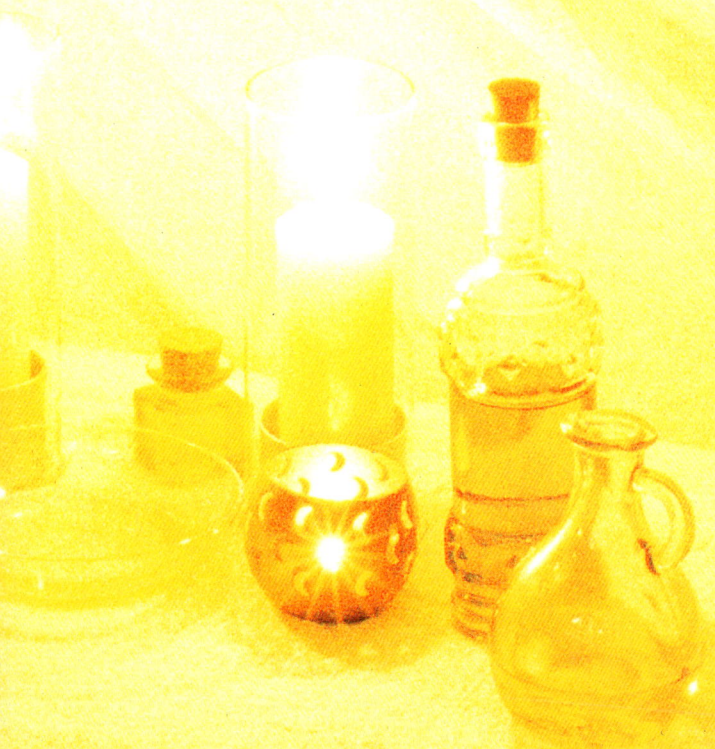

Die Massagefläche

Dieser Bereich besteht aus üppigen, weichen, warmen Stoffen und Kissen. Der Fußboden ist wahrscheinlich der beste Platz zum Massieren, weil Sie dort den Körperkontakt aufrechterhalten können und dennoch genügend Bewegungsfreiheit haben. Als Massagefläche eignet sich ein Deckbett, ein Futon oder eine Decke. Legen Sie darauf Handtücher oder Baumwolldecken. Ein zusätzliches Kissen unter den Knien sorgt für Ihre Bequemlichkeit, sodass Sie das Erlebnis mit Ihrem Partner genießen können. Bevor Sie anfangen, müssen Sie sich beide erst einmal richtig wohl fühlen.

Geräusche

Während der Massage ist der Gehörsinn besonders empfindlich, weil das Ritual meist mit geschlossenen Augen vollzogen wird. Beseitigen Sie so viele störende Geräusche wie möglich: Stellen Sie das Telefon ab, schließen Sie an einer lauten Straße die Fenster, schalten Sie Elektrogeräte aus. Ob Sie beim Massieren Musik hören, bleibt Ihnen überlassen. Sanfte Musik kann die Entspannung fördern. Versuchen Sie es einmal mit Meereswellen oder dem Gesang der Delphine. Auch klassische Musik würde gut passen. Während der Klopfmassage ziehen Sie vielleicht anregende Trommelklänge vor. Auf jeden Fall sollte die Musik zur Atmosphäre passen.

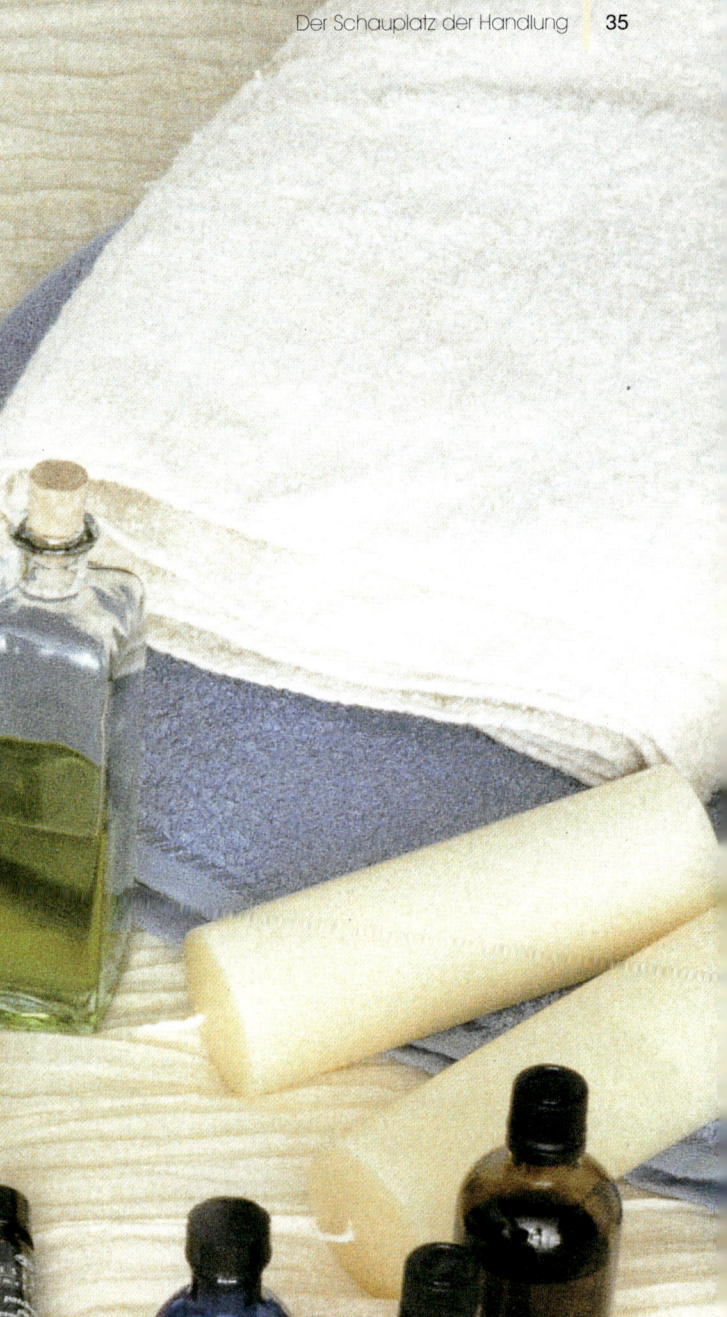

Düfte

Kaum etwas ist verführerischer als Düfte. Es ist ein wundervoller Beginn der Massage, wenn Sie in einen Raum geführt werden, der mit betörenden Düften gefüllt ist, wie zum Beispiel Rose, Jasmin, Sandelholz oder Vetiver. Auch brennende, sinnliche Öle, Weihrauch oder Duftkerzen geben dem Raum eine verführerische Note. Verwenden Sie ein ätherisches Öl, das Ihr Partner liebt, und träufeln Sie ein paar Tropfen auf eine Duftlampe.

Wenn das Wasser langsam verdampft, füllt sich der Raum mit exotischen Aromen. Sie können auch das Massagebett oder ein Kissen mit einigen Tropfen benetzen.

KAPITEL 2
Einführung in die sinnliche Partnermassage

Die folgenden Seiten beschreiben die Grundlagen einer erfolgreichen sinnlichen Massage. Die einfachen Techniken, die wir zusammengestellt haben, machen die Massage des ganzen Körpers zu einem herrlichen, angenehmen Erlebnis.

Wenn Sie Ihre Partnerin besonders entzücken wollen, finden Sie im Kapitel „Massagetechniken aus aller Welt" viele Anregungen. Aber auch die einfacheren Methoden sind aufregend genug. Sie brauchen nicht alle Techniken anzuwenden. Bei der sinnlichen Massage geht es nur darum, dass Sie den Körper der Partnerin entdecken und dabei reine Freude empfinden. Benutzen Sie dazu verschiedene Griffe, die Ihre Partnerin mag und die sie erregen. Entscheidend ist, dass Sie sich beide entspannen und Spaß haben. Es kann eine Weile dauern, bis Sie die Griffe beherrschen oder mit der Partnerin vertraut sind; aber je öfter Sie gemeinsam üben, desto leichter und erotischer wird die Massage. Bald werden Sie die erogenen Zonen der Partnerin kennen und mit ihr den Gipfel der Verzückung erklimmen.

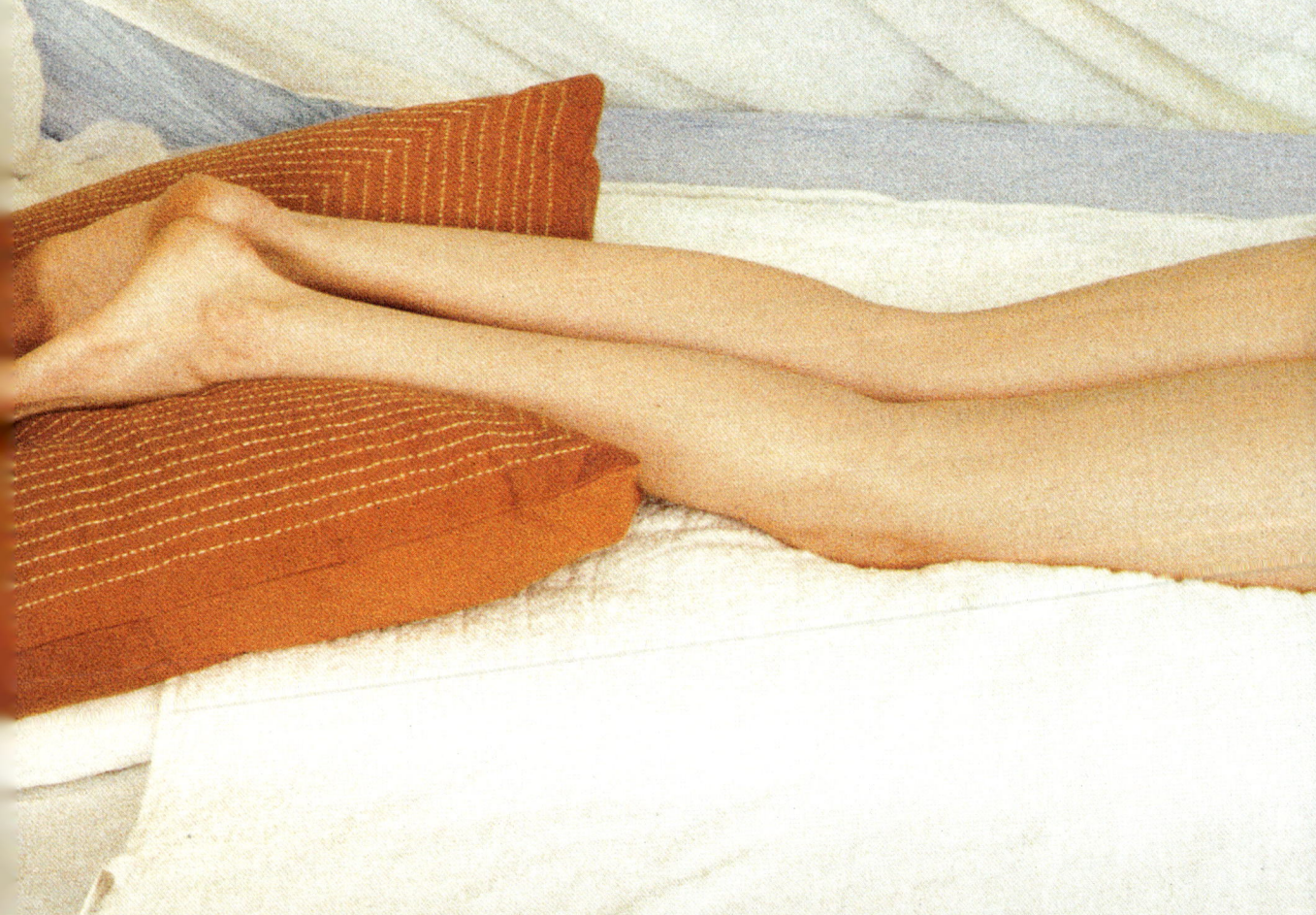

Die einzige Empfehlung lautet: Beginnen Sie die Massage mit langsamen, rhythmischen Bewegungen, die das Öl verteilen, die Partnerin entspannen und die Muskeln aufwärmen, sodass sie auf tiefere Griffe vorbereitet sind. Beenden Sie die Massage mit leichten, liebevollen Bewegungen, welche die Partnerin erregen und sie den Frieden spüren lassen, der einer Massage folgt.

Entspannung, Lachen und Erregung vertiefen die Intimität Ihrer Beziehung und helfen Ihnen, die Bedürfnisse der Partnerin besser kennenzulernen. In diesem Kapitel lernen Sie beliebte Massagetechniken, die Sie üben und nach Ihrem Geschmack variieren können. Entdecken Sie gemeinsam die Freuden der sinnlichen Massage.

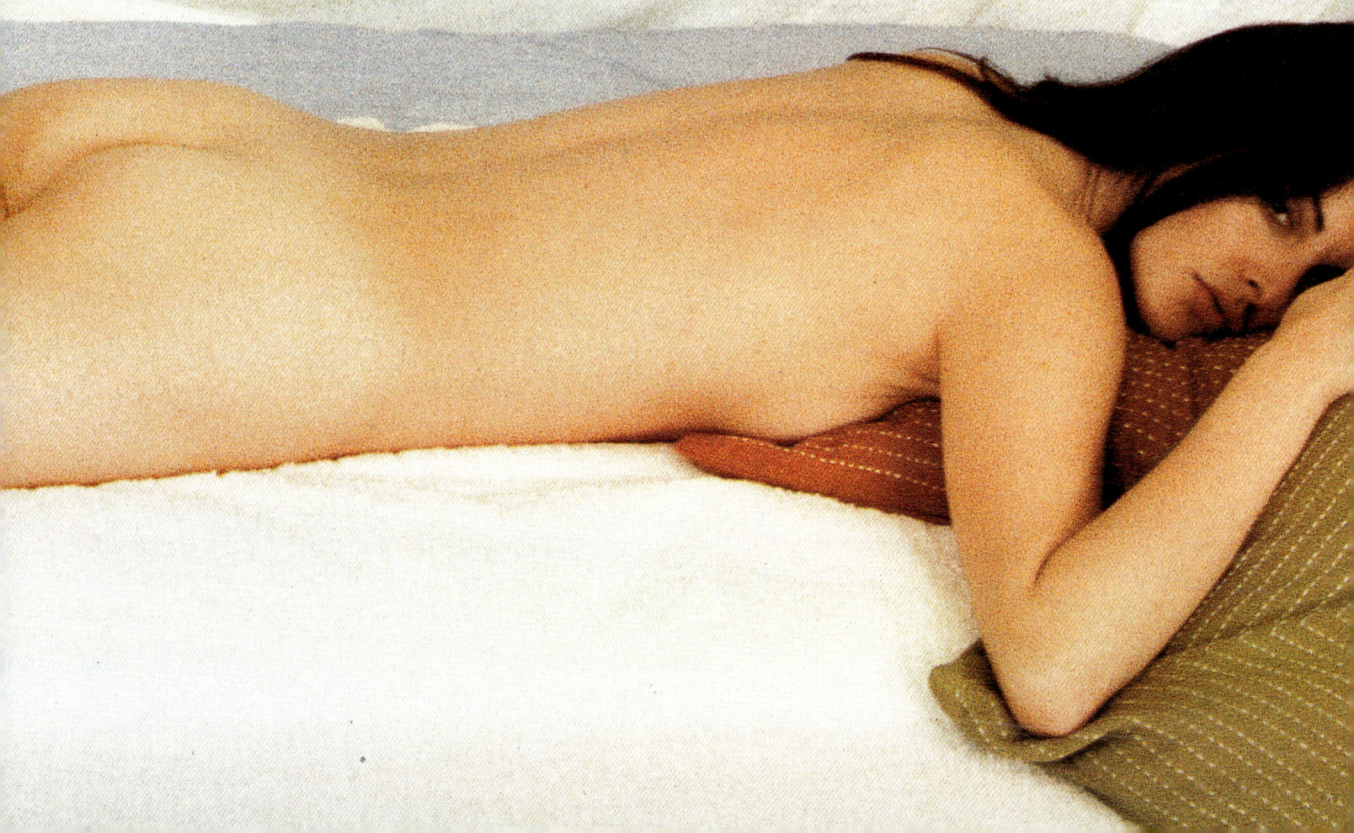

Die erste Berührung

Der Schauplatz der Handlung ist vorbereitet, die Öle sind gemixt. Nun ist es Zeit für die erste magische Berührung. Vor der Massage können Sie gemeinsam duschen oder in warmem, aromatischem Wasser baden, um sich zu beruhigen, sich zu entspannen und die Haut zu erfrischen.

Nachdem Sie die Partnerin in Ihren Massagetempel geführt haben, legt sie sich mit dem Gesicht nach unten auf die Massagefläche. Achten Sie darauf, dass sie es warm und bequem hat. Legen Sie ihr bei Bedarf ein Kissen unter Brust, Becken oder Knie. Wenn Ihre Partnerin bereit ist, knien Sie neben ihren unteren Rücken mit Blick zum Kopf.

Holen Sie tief Luft und legen Sie die rechte Hand beim Ausatmen sanft auf ihren unteren Rücken. Das ist ein wundervoller Beginn der Massage. So können Sie sich aufeinander einstimmen und sich auf das vorbereiten, was folgt. Bitten Sie die Partnerin, langsam und tief ein- und auszuatmen. Passen Sie sich ihrem Atemrhythmus an und genießen Sie das schöne Gefühl des Beisammenseins. Ermutigen Sie die Partnerin, alle Gedanken und Sorgen loszulassen und sich auf die Atmung oder die Musik zu konzentrieren. Verharren Sie einige Augenblicke so, bis Sie bereit sind anzufangen.

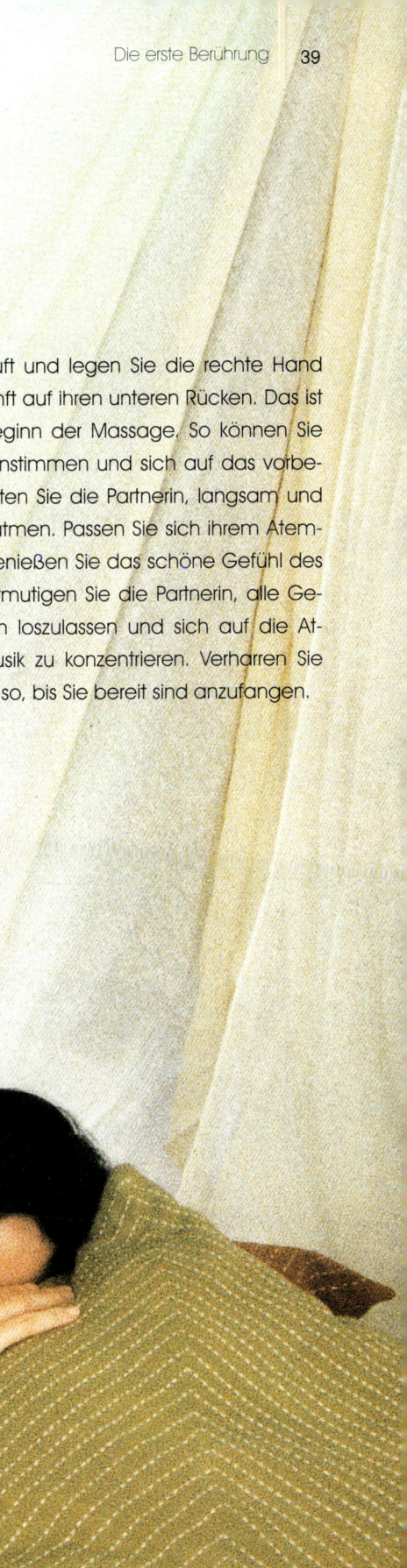

Die Position der Hände

Effleurage

Bei dieser angenehmen Methode üben Sie mit den flachen Händen gleichmäßigen Druck aus und machen dabei sanfte, gleitende Bewegungen. Die Effleurage ist ideal, um das Öl auf dem Körper zu verteilen, und sie wärmt und entspannt die Muskeln vor der kräftigeren Massage. Sie eignet sich vorzüglich als

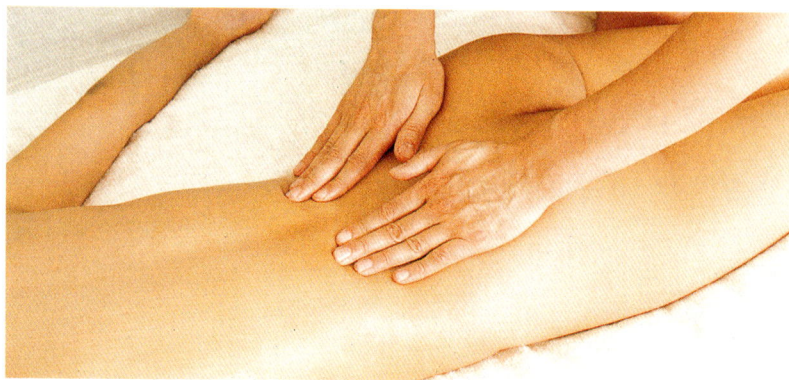

Beginn und Abschluss der Massage und für alle Körperteile. Verstärken Sie den Druck Richtung Herz und verringern Sie ihn in der anderen Richtung, um die Durchblutung zu verbessern und Schlacken durch das Lymphsystem zu beseitigen.

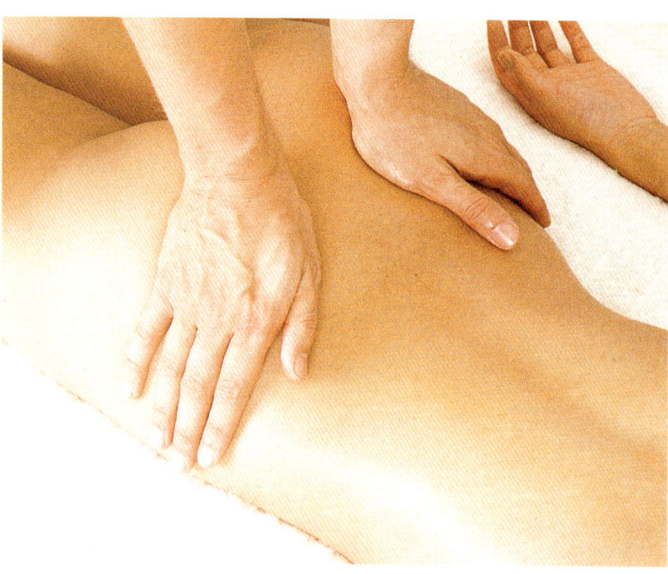

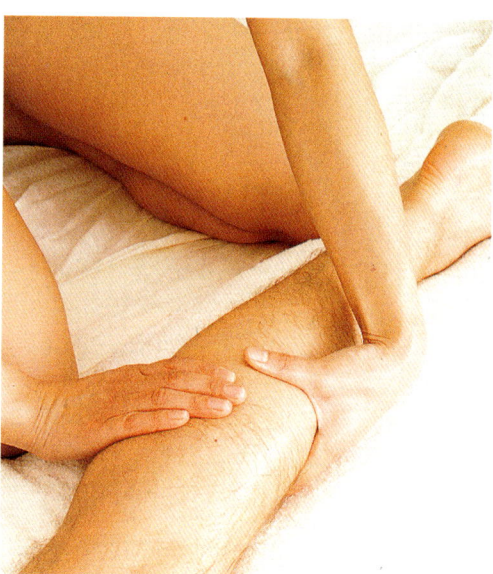

Wringen

Wringen ist an Waden und Oberschenkeln besonders nützlich. Greifen Sie mit beiden Händen um das Bein und drücken Sie es sanft und gleichmäßig. Dabei bewegen die Hände sich in entgegengesetzte Richtung. So wringen Sie Verspannungen aus den Muskeln.

Petrissage

Dieser Griff ist tiefer und fester, aber langsamer. Drücken Sie mit den Handballen mehrere Male auf die Muskeln, um Verspannungen zu lösen und Schlacken abzubauen.

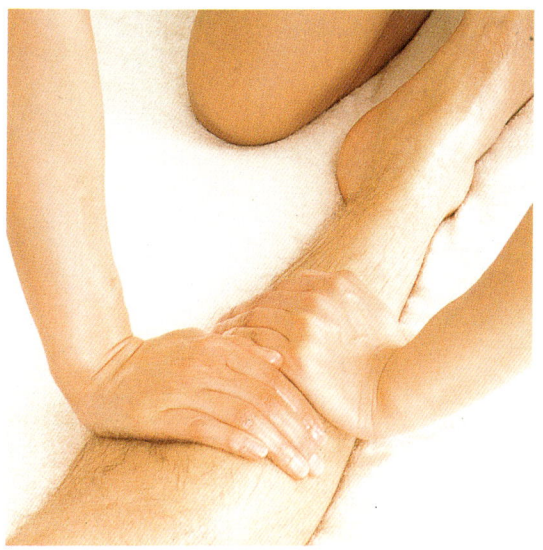

Effleurage mit gewölbten Händen

Dieser Griff wird vor allem an den Beinen angewandt. Legen Sie die Hände auf die Wade, wie das Bild es zeigt. Die äußere Hand führt. Lassen Sie die Hände unter leichtem Druck nach unten gleiten. Das entspannt müde, schmerzende Beine und regt die Durchblutung an.

Kneten

Dieser tiefere Griff drückt Schlacken und Verspannungen aus den Muskeln. Er eignet sich für die meisten Körperteile, vor allem für die fleischigen. Stellen Sie sich vor, Sie kneten Teig! Rollen und drücken Sie das Fleisch gleichmäßig mit beiden Händen. Das baut effektiv die Muskeln auf.

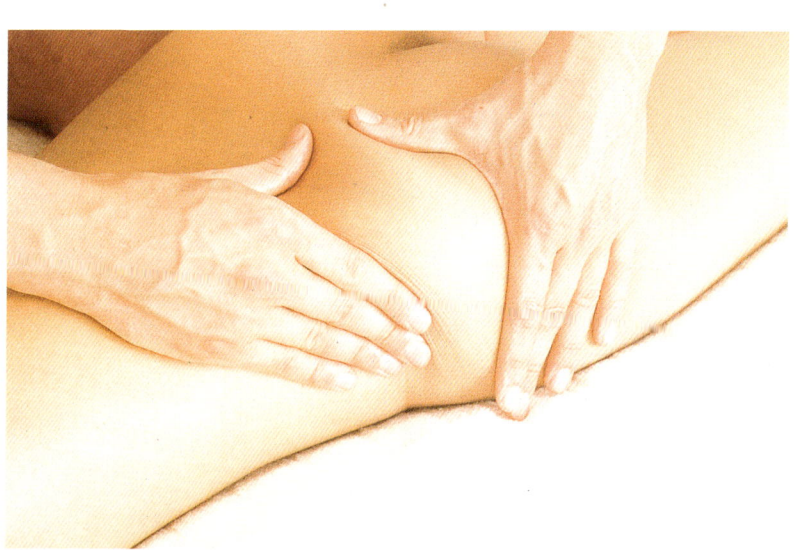

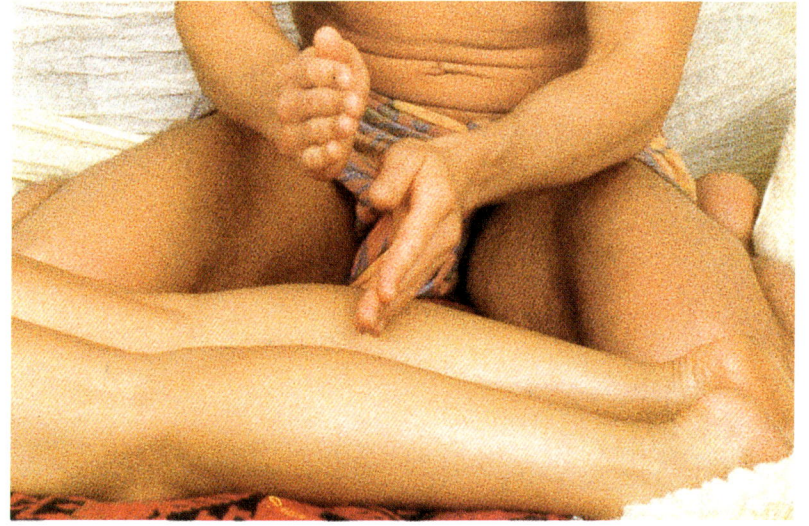

Klopfen oder Perkussion

Eine anregende Methode, die dem Körper Energie zuführt und auch die Durchblutung fördert. Entspannen Sie Hände und Handgelenke und klopfen Sie dann mit den Handkanten serienweise rhythmisch, schnell und leicht auf die Haut. Seien Sie in der Nierengegend behutsam.

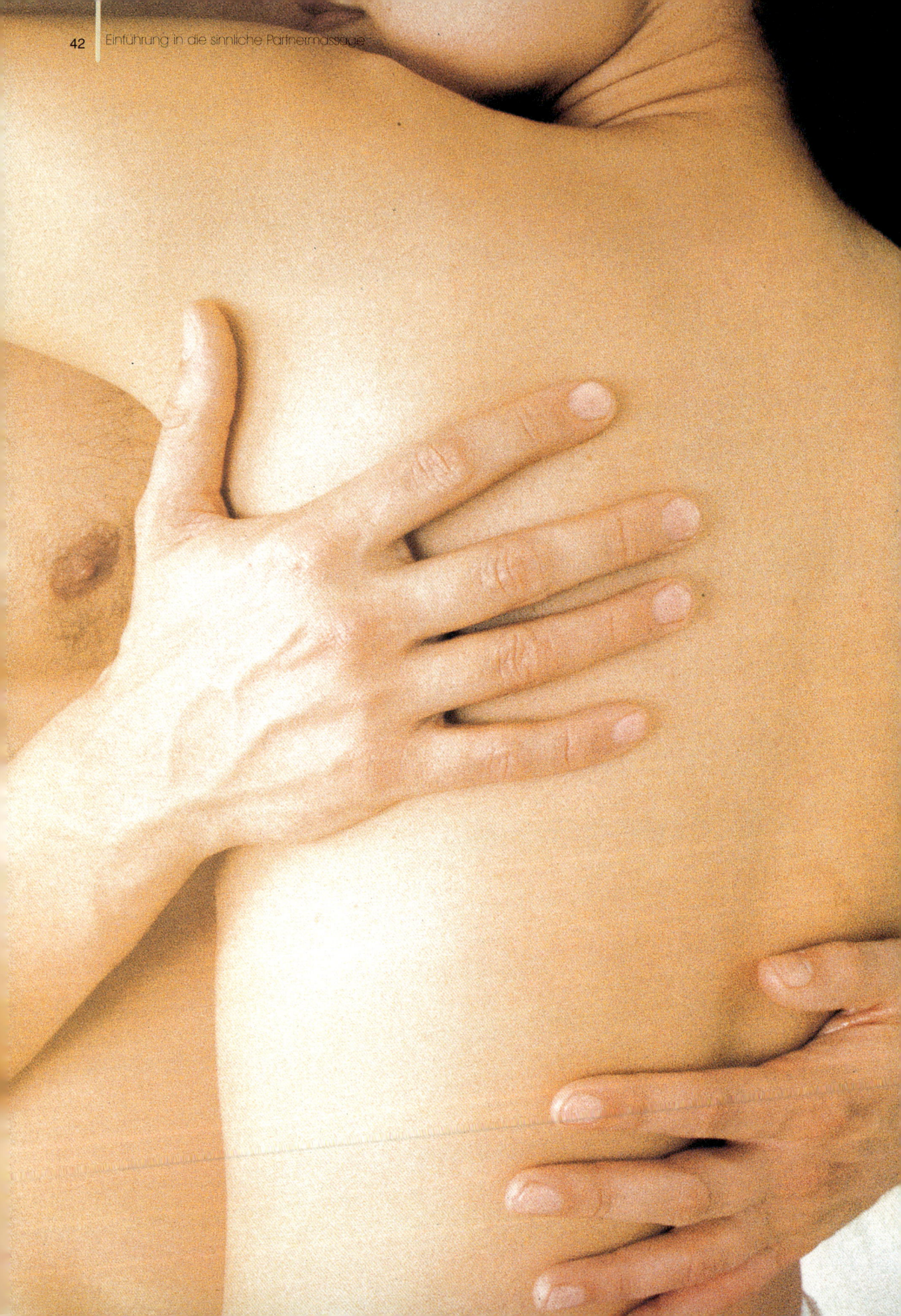

Die Rückseite des Körpers

Der Rücken ist ein wundervoll sinnlicher Körperteil mit kräftigen Muskeln, die entspannt sein wollen, und vielen Nervenenden, die es zu beleben gilt, sodass sie Schauer der Lust durch den ganzen Körper jagen. Diese große Fläche ist ideal für die ersten Griffe und robuster als andere Partien. Darum können Sie sich beide entspannen und Vertrauen aufbauen, bevor Sie sich empfindlicheren Körperteilen zuwenden.

Effleurage auf dem Rücken

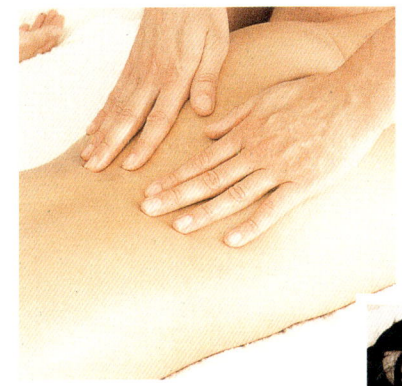

1 Sie sitzen neben dem unteren Rücken und legen die warmen Hände in die Mulde. Die Finger liegen rechts und links neben der Wirbelsäule und zeigen nach oben. Lassen Sie die Hände langsam hinauf zu den Schultern gleiten.

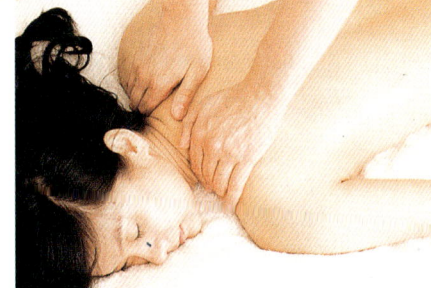

2 Nun gleiten die Hände über die Schultern und passen sich sanft den Konturen des Muskels an.

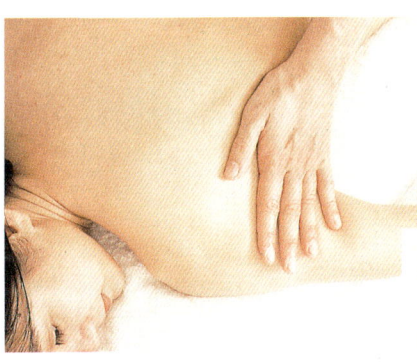

3 Jetzt streichen die Hände fächerförmig nach außen über die Arme und passen sich den Konturen des Körpers an; dann gleiten sie langsam in die Startposition zurück. Wiederholen Sie diese Massage mehrere Male.

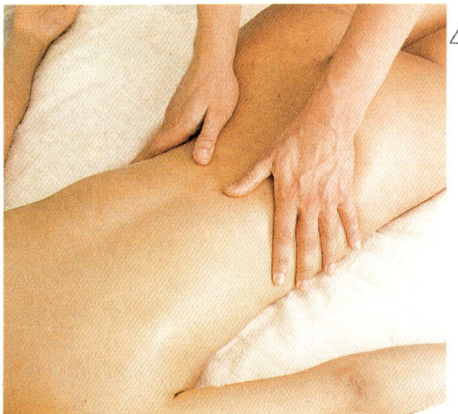

4 Legen Sie die Hände auf das Gesäß und schieben Sie sie in die Mulde des Kreuzes, dann langsam zu den Seiten und im Kreis zurück. Liebkosen Sie den ganzen Rücken mit diesen kreisförmigen Bewegungen, ehe die Hände nach unten in die Ausgangsposition gleiten. Wiederholen Sie das Ganze mehrere Male.

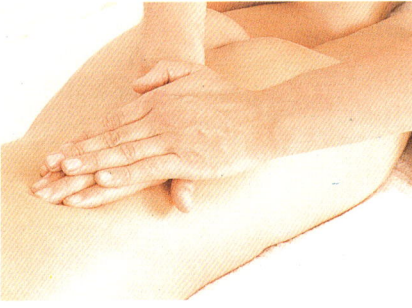

5 Legen Sie nun die flachen Hände auf der linken Seite des Kreuzes aufeinander und lassen Sie sie hinauf über die Schultern und dann bis zum Arm gleiten.

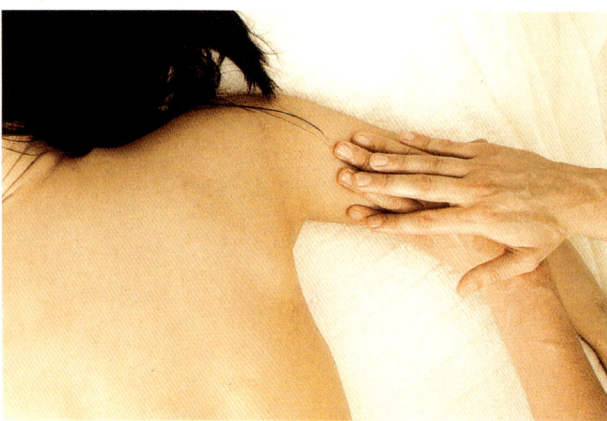

6 Streichen Sie mit den Fingern langsam den Arm hinunter und bleiben Sie eine Weile auf den Händen, bevor Sie sich langsam lösen. Wiederholen Sie die Massage mehrere Male an beiden Seiten.

Petrissage auf dem Rücken

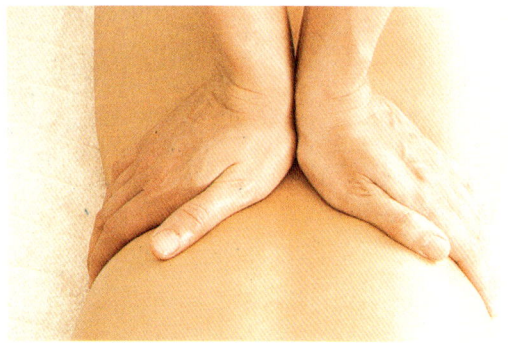

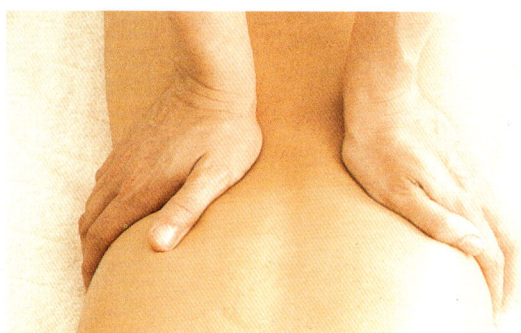

1 Legen Sie die Hände auf den unteren Rücken, sodass die Ballen sich an beiden Seiten der Wirbelsäule berühren und die Finger nach außen zeigen. Lehnen Sie sich behutsam auf die Handballen und schieben Sie sie nach außen zu den Seiten.

2 Die Finger bleiben in der gleichen Position, die Handballen kehren ohne Druck in die Ausgangslage zurück. Wiederholen Sie das zwei- oder dreimal und arbeiten Sie sich dabei langsam hinauf bis knapp unter die Schulterblätter. Dann gleiten die Hände zurück in die Startposition und wiederholen das Ganze.

Kneten

1 Die Partnerin legt die Hände über den Kopf. Sie knien mit gespreizten Beinen neben ihrem Rücken und legen die Hände mit abgespreizten Daumen auf die andere Seite des Rückens.

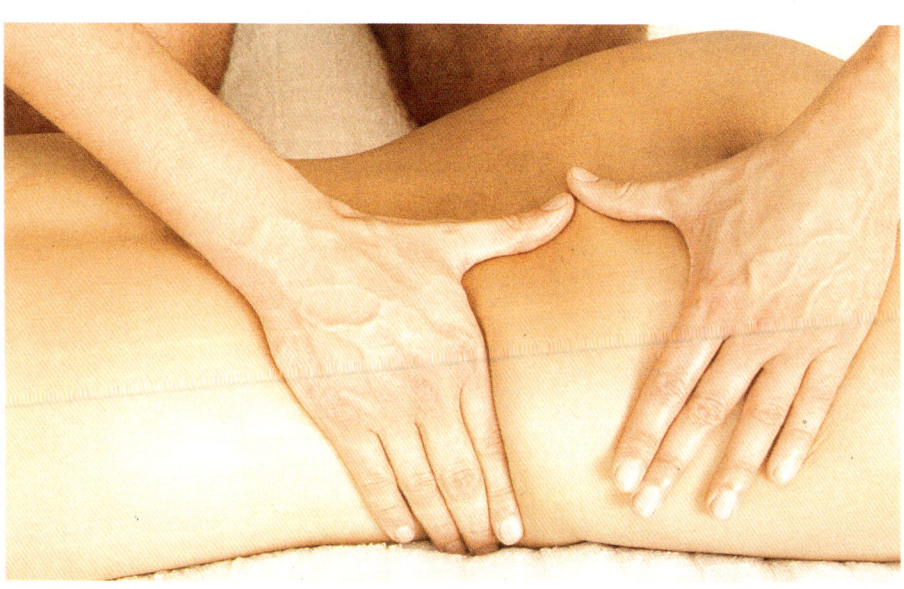

2 | Lassen Sie eine Hand an den Seiten des Rückens nach oben gleiten, greifen Sie nach dem Gewebe, drücken Sie es und lassen Sie es dann in die andere Hand schnellen. Massieren Sie so den ganzen Rücken hinauf und hinunter bis zum Gesäß. Wiederholen Sie die Massage auf der anderen Seite.

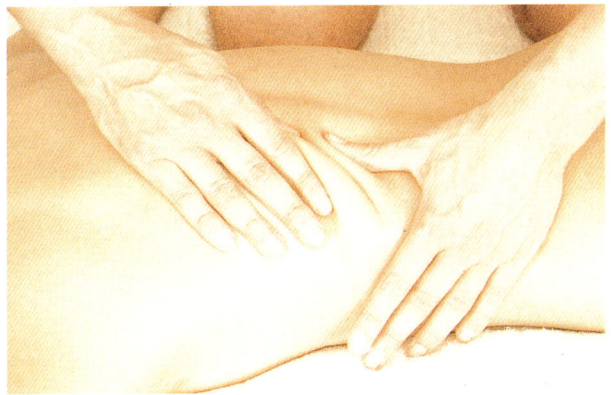

Petrissage auf den Schultern

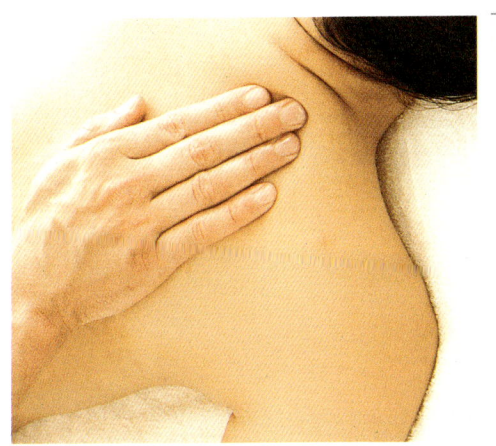

1 | Knien Sie neben dem oberen Rücken der Partnerin, die den Kopf abwendet. Legen Sie eine flache Hand oben auf die Schulter, die andere knapp darunter.

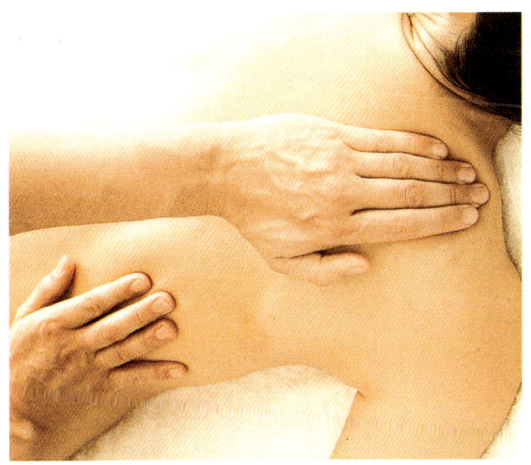

2 | Drücken Sie mit dem Handballen und schieben Sie das Gewebe zur Schulter, bis die Hand die vordere Schulter umfasst. Ziehen Sie die Hand dann ohne Druck zurück. Wiederholen Sie diese Massage, wobei die Hände aneinander vorbeigleiten.

Der Nacken

1 | Die Partnerin legt die Stirn auf die Handrücken, Sie legen eine Hand auf ihren Hinterkopf, um ihn zu stützen, während die andere Hand sanft, aber fest die Basis des Nackens zusammendrückt. Massieren Sie langsam den Hals hinauf und machen Sie kreisförmige Bewegungen, während Sie drücken und loslassen. Danach massieren Sie den Rücken hinunter. Nun legt die Partnerin die Arme wieder an die Seiten und Sie knien neben sie und beenden die Massage mit einer Effleurage.

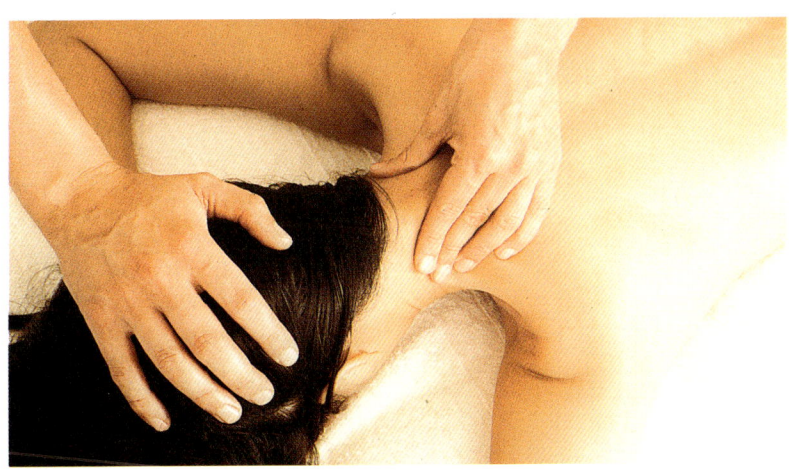

Die Beine und das Gesäß

Die Rückseite der Beine und die Hinterbacken mit ihren erotischen Kurven und Falten eignen sich besonders gut für eine sinnliche Massage. Es ist erregend, die weichen, fleischigen, runden Hinterbacken zu streicheln und zu kneten, und nichts ist entspannender als eine Massage der Beine, die müde Muskeln lockert und die Durchblutung fördert. Massieren Sie die Kniekehlen nur ganz sanft und verwenden Sie auf haarigen Beinen reichlich Öl.

Effleurage auf der Rückseite der Beine

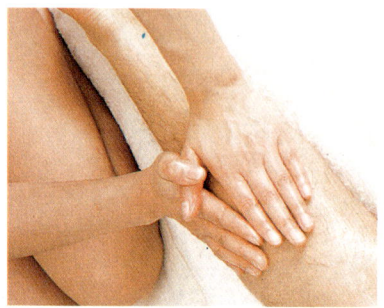

1 Nehmen Sie das Bein des Partners zwischen Ihre Beine oder knien Sie daneben. Legen Sie die Hände flach auf die Wade, knapp oberhalb des Knöchels. Die Zeigefinger liegen nebeneinander. Lassen Sie die Hände langsam bis hinauf zu den Hinterbacken gleiten. Liebkosen Sie die Konturen der Muskeln.

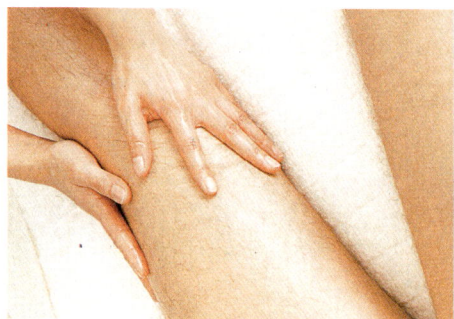

2 Lösen Sie die Hände und Finger ein wenig voneinander und ziehen Sie sie langsam an beiden Seiten des Beines nach unten. Wiederholen Sie das mehrere Male.

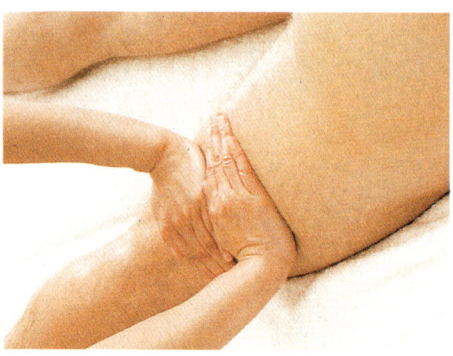

3 Legen Sie die gewölbten Hände unten auf die Wade und lehnen Sie sich leicht darauf. Die Finger zeigen in verschiedene Richtungen. Schieben Sie die Hände so nach oben zu den Hinterbacken.

Wringen

1 Jetzt knien Sie vor der Wade des Partners und packen den Muskel an beiden Seiten wie auf dem Bild. Drücken Sie den Muskel und lassen Sie die Hände sanft aneinander vorbeigleiten, sodass die eine zieht, wenn die andere schiebt.

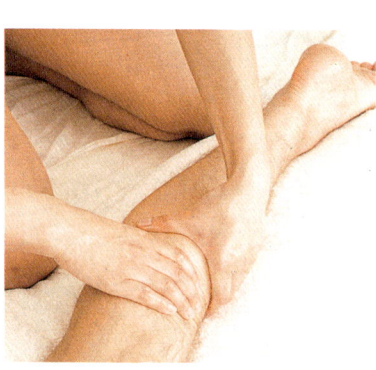

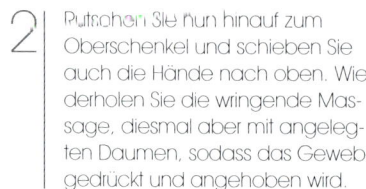

2 Rutschen Sie nun hinauf zum Oberschenkel und schieben Sie auch die Hände nach oben. Wiederholen Sie die wringende Massage, diesmal aber mit angelegten Daumen, sodass das Gewebe gedrückt und angehoben wird.

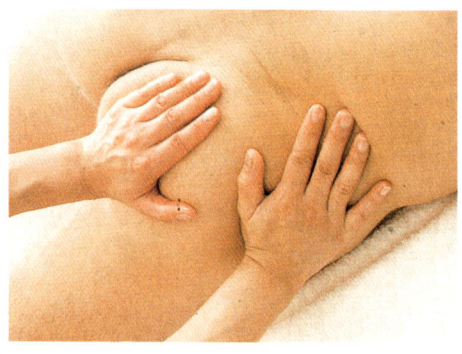

4 Schieben Sie nun die Hände langsam und fächerförmig nach außen an beide Seiten der Hinterbacke und ziehen Sie sie am Bein nach unten.

Petrissage auf dem Bein

1 Nehmen Sie das Bein des Partners zwischen Ihre Beine – und legen Sie die Hände unten auf die Wade, sodass die Handballen sich berühren und die Finger in entgegengesetzte Richtungen zeigen. Lehnen Sie sich leicht auf die Hände und drücken Sie sie nach außen, weg voneinander. Bewegen Sie sich dabei langsam an der Wade auf und ab.

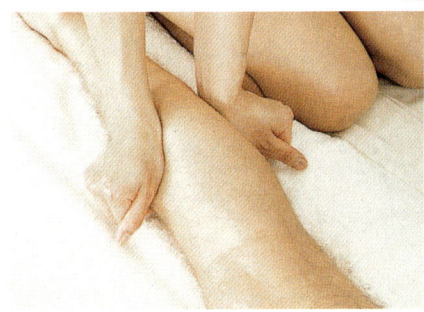

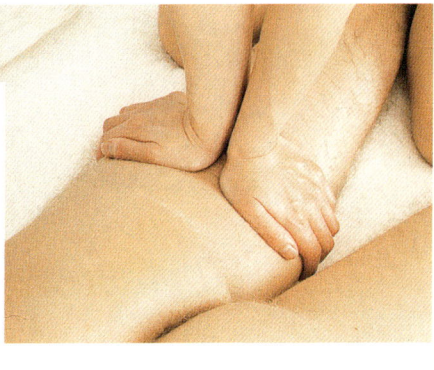

2 Wiederholen Sie diese Petrissage. Fangen Sie knapp über dem Knie an und hören Sie knapp unter den Hinterbacken auf. Massieren Sie langsam am Oberschenkel auf und ab.

Effleurage auf dem Gesäß

1 Nehmen Sie die Oberschenkel des Partners zwischen die Beine und legen Sie die Hände in der Diagonale nebeneinander auf die Hinterbacken. Schieben Sie das Gewebe nach oben und lassen Sie die Hand über den Hügel gleiten. Die Hände bleiben flach und passen sich den Konturen des unteren Rückens an.

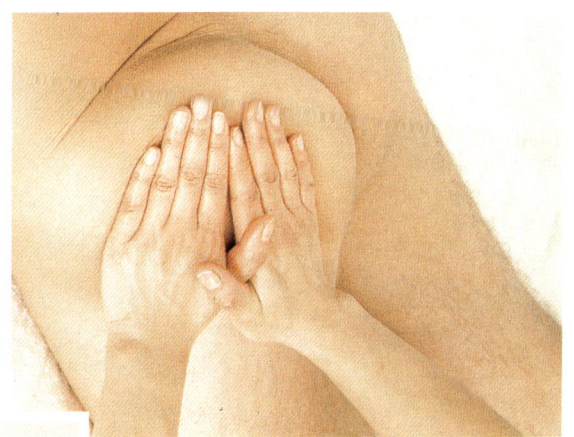

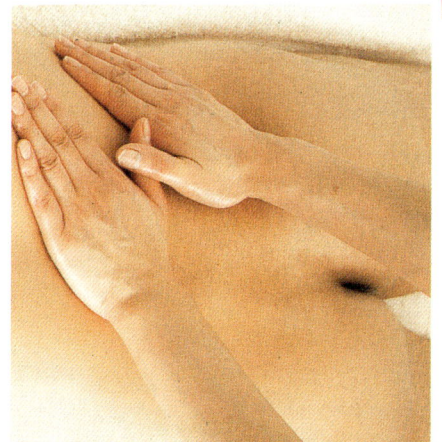

2 Trennen Sie die Hände und ziehen Sie die Finger über die Backen bis zur Ausgangsposition. Wiederholen Sie das mehrmals.

3 Jetzt knien Sie neben den Beinen des Partners. Legen Sie die Hände auf die hintere Pobacke und lehnen Sie sich auf eine Hand. Die Hand bleibt flach und gleitet an der Seite abwärts. Ziehen Sie die Hand dann zurück und wiederholen Sie diese Massage mit der anderen Hand, sodass die Hände sich kreuzen.

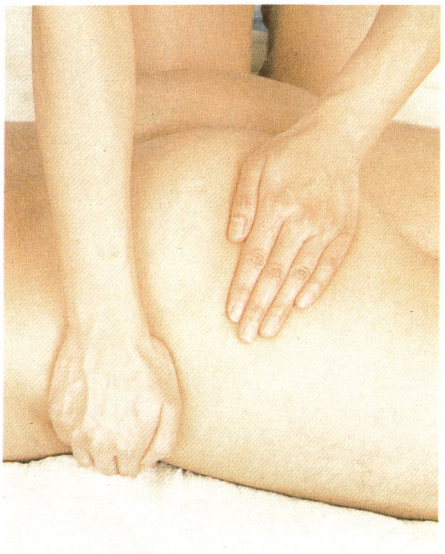

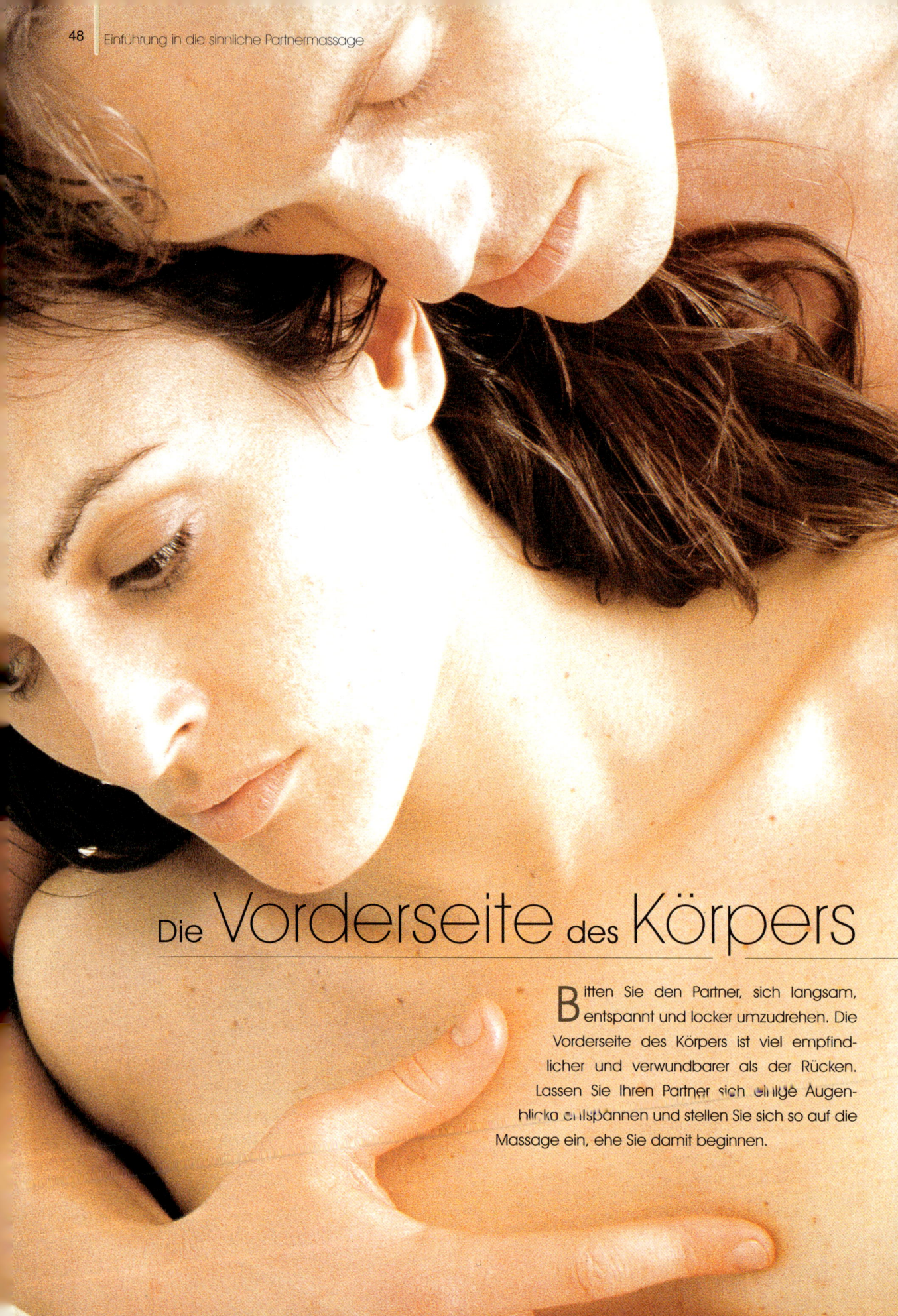

Die Vorderseite des Körpers

Bitten Sie den Partner, sich langsam, entspannt und locker umzudrehen. Die Vorderseite des Körpers ist viel empfindlicher und verwundbarer als der Rücken. Lassen Sie Ihren Partner sich einige Augenblicke entspannen und stellen Sie sich so auf die Massage ein, ehe Sie damit beginnen.

Der Brustkorb und der Hals

Der Brustbereich ist bei Männern wie bei Frauen ein sehr erotischer Körperteil. Zärtliches Streicheln kann ein wundervolles Gefühl der Offenheit, Liebe und Hingabe auslösen, da Brust und Lungen sich erwärmen und auf die liebevollen Hände reagieren. Die hoch empfindlichen Brustwarzen reagieren noch heftiger auf Berührungen.

Der Hals ist oft verspannt und steif, was zu Beschwerden im ganzen Oberkörper führt. Streicheln, drücken und küssen Sie den Hals des Partners, damit die Muskeln sich lockern. Das entspannt den ganzen Oberkörper.

Effleurage auf dem Brustkorb

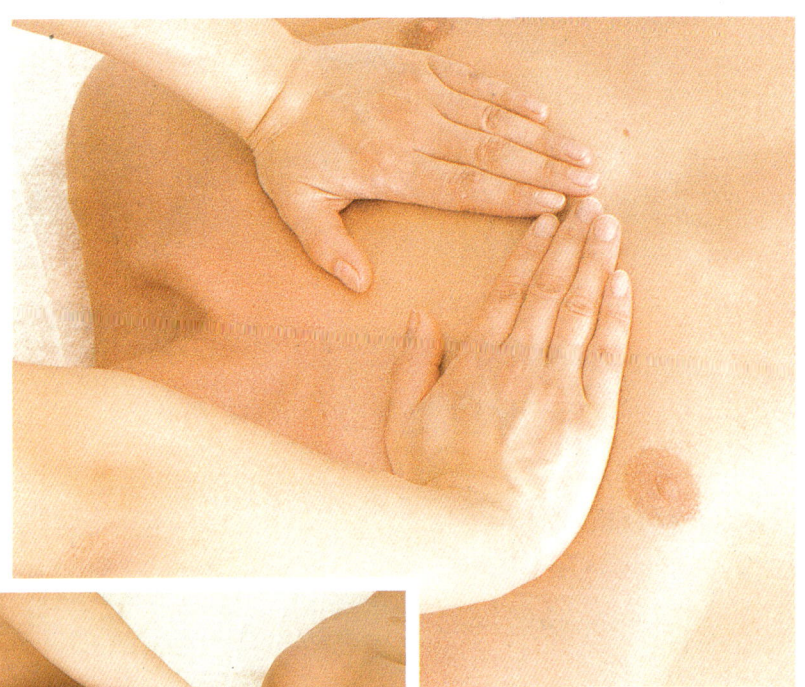

1 Nehmen Sie den Kopf des Partners zwischen die Beine und legen Sie die Hände sanft auf die Brust, wie das Bild es zeigt. Bleiben Sie eine Weile in dieser Position und atmen Sie tief und gleichmäßig. Trennen Sie dann die Hände langsam und lassen Sie sie hinauf zu den Schultern gleiten.

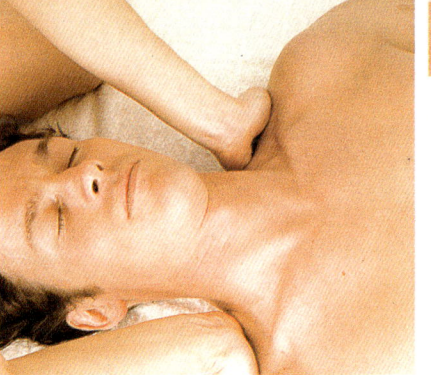

2 Die Hände passen sich den Konturen der Schultern an und schieben sich nach unten.

3 Drücken Sie die Schultern leicht nach unten, ehe Sie die Hände unter dem Nacken weiter hoch zum Hinterkopf ziehen, bis sie sich lösen. Wiederholen Sie diesen Teil mehrmals.

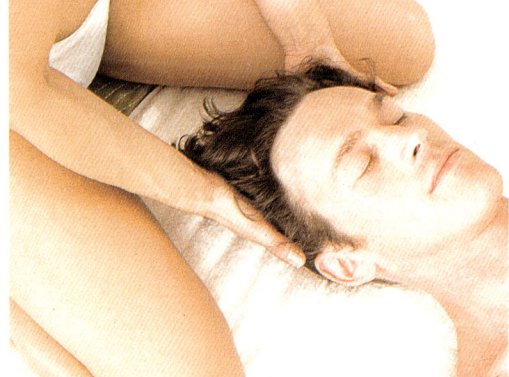

Nackenmassage

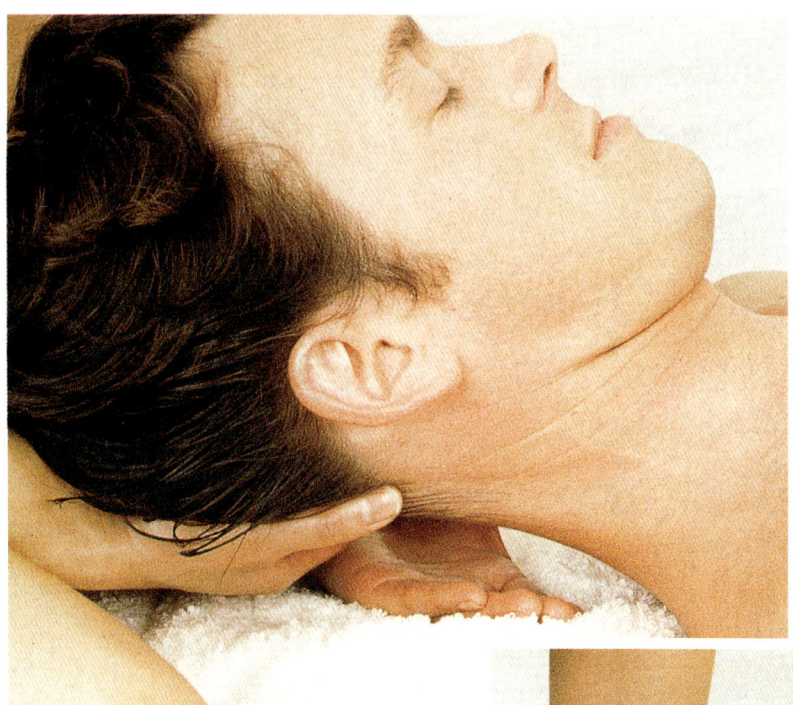

1 Legen Sie die rechte Hand unter den Nacken, knapp oberhalb der Schultern. Wölben Sie die Hand und drücken Sie den Nacken zusammen. Ziehen Sie die Hand dabei langsam am Hals nach oben zur Schädelbasis.

2 Wiederholen Sie diese Massage mit der linken Hand, bevor die rechte sich ganz vom Hals gelöst hat; dann folgt wieder die rechte Hand und so weiter. Das Ganze soll eine fließende Bewegung sein.

3 Legen Sie die Hände an beide Seiten des Kopfes oberhalb der Ohren und drehen Sie den Kopf langsam seitwärts. Legen Sie dann den Handballen so an die Seite des Halses, dass die Finger nach oben zeigen. Drücken Sie den Handballen sanft in den Hals und schieben Sie die Hand allmählich hinab zu den Schultern. Wiederholen Sie diese Massage an beiden Seiten.

Brustkorbmassage

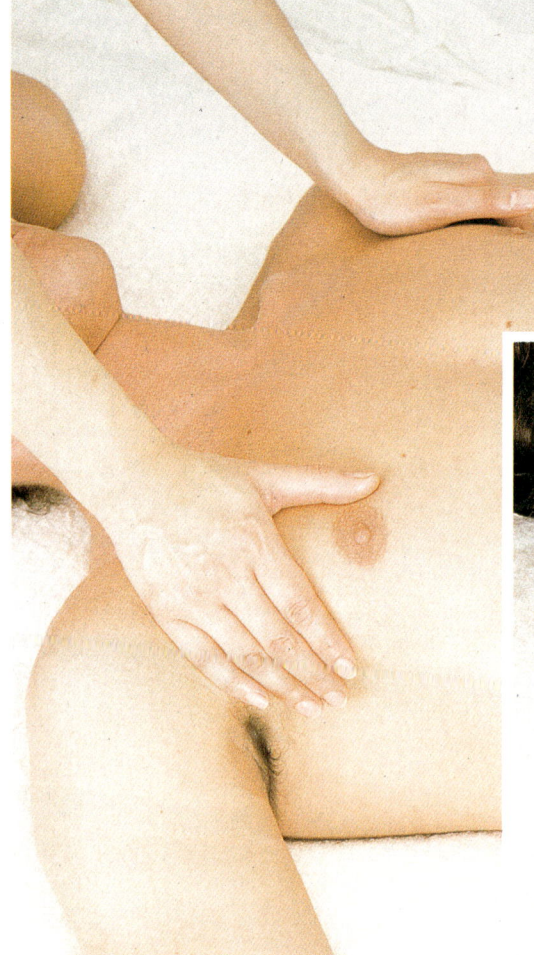

1 | Legen Sie die Handballen auf die Brustmuskeln. Die Finger zeigen nach außen. Ziehen Sie die Hände zur Brustmitte.

2 | Krümmen Sie die Finger (die Daumen zeigen nach innen) sanft unter dem Muskel knapp oberhalb der Achselhöhle, nehmen Sie das Gewebe zwischen die Finger und drücken Sie auf den Muskel, indem Sie die Handballen nach außen schieben. Wiederholen Sie diese Massage an beiden Seiten.

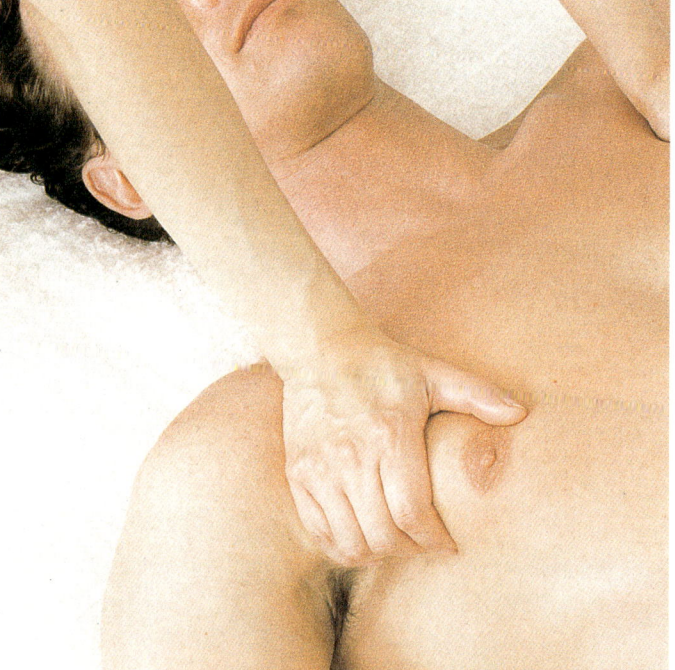

3 | Zum Schluss folgt eine Effleurage: Legen Sie die Hände auf das Brustbein und ziehen Sie sie dann nach oben und nach außen zu den Schultern.

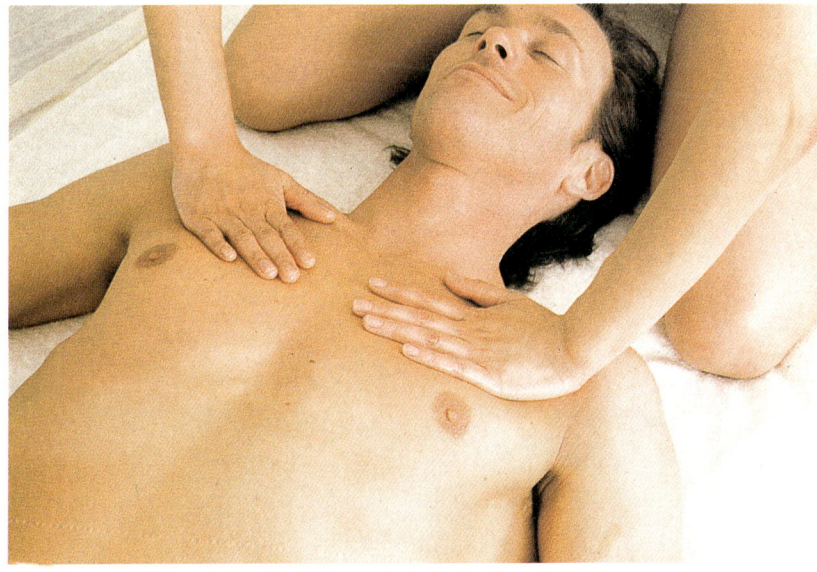

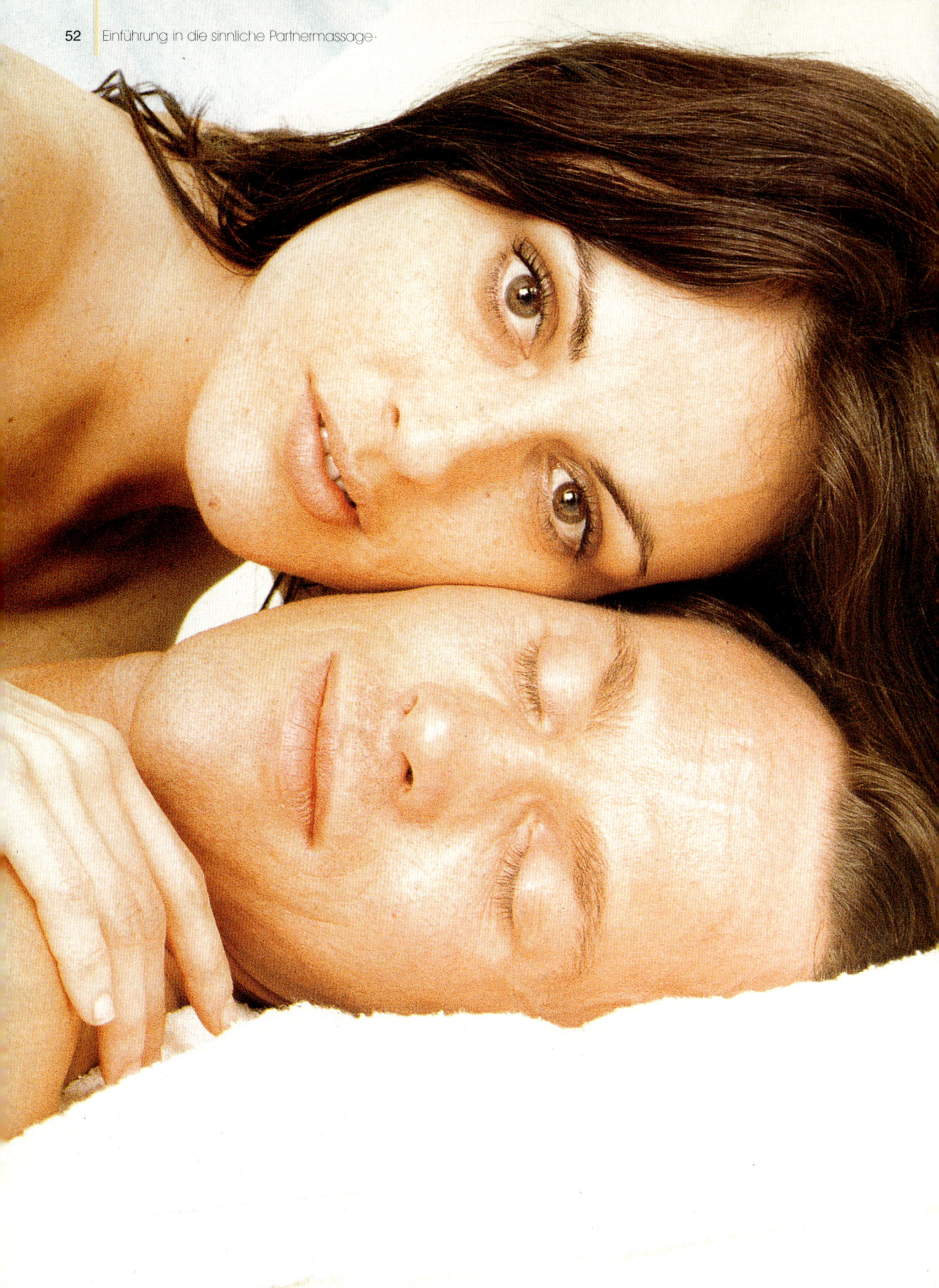

Das Gesicht

Das Gesicht ist einer der empfindsamsten und zartesten Körperteile. Weiche Lippen und bewundernde Augen laden zum Küssen, geschwungene Wangenknochen zum Streicheln ein. Erst wenn wir das Gesicht massieren lassen, wissen wir, wieviel Stress es gespeichert hat. Sanfte, liebevolle Hände können ihm neue Energie schenken und Stress abbauen. Gefühle der Entspannung und Ruhe breiten sich über den ganzen Körper aus.

Stirn

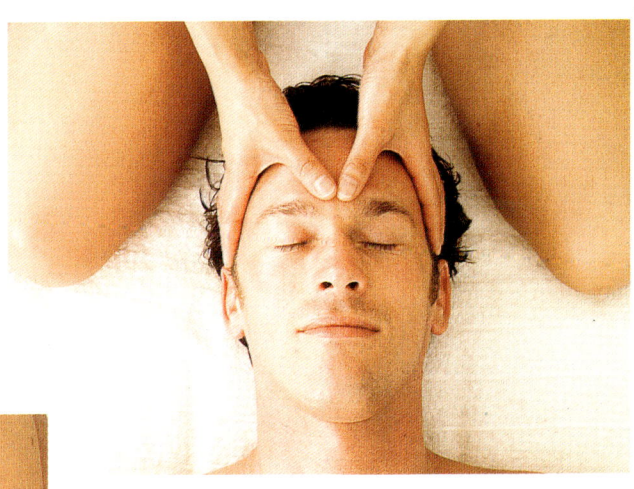

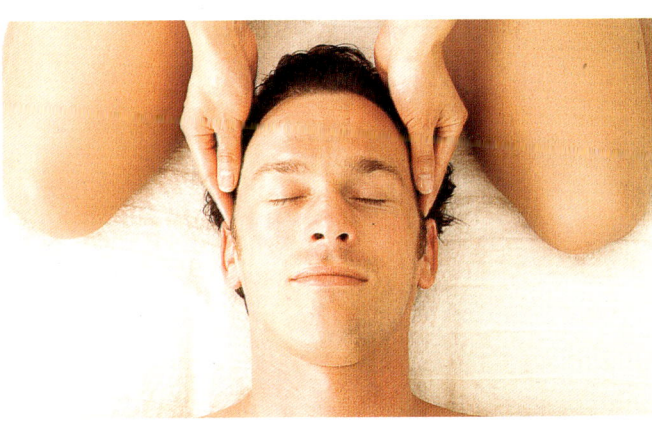

1 | Nehmen Sie den Kopf des Partners zwischen die Knie und legen Sie die Hände sanft auf die Stirn. Die Daumen liegen in der Mitte knapp oberhalb der Augenbrauen. Bleiben Sie einige Augenblicke in dieser Position, damit der Partner sich an Ihre Hände gewöhnt. Verwenden Sie nur wenig Öl.

2 | Lassen Sie die Daumenkuppen mehrere Male sanft nach außen zum Haaransatz gleiten.

Augenbrauen

3 | Ziehen Sie dabei die Hände allmählich nach oben bis zum Haaransatz, dann wieder nach unten zu den Augenbrauen.

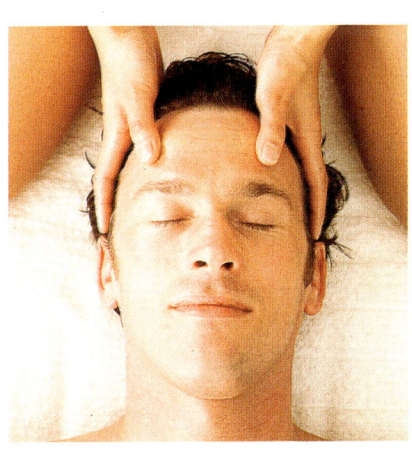

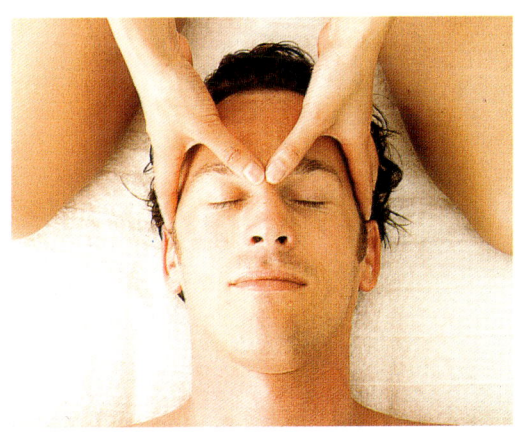

1 | Die Daumenkuppen liegen auf einer Höhe mit den Augenbrauen über der Nase.

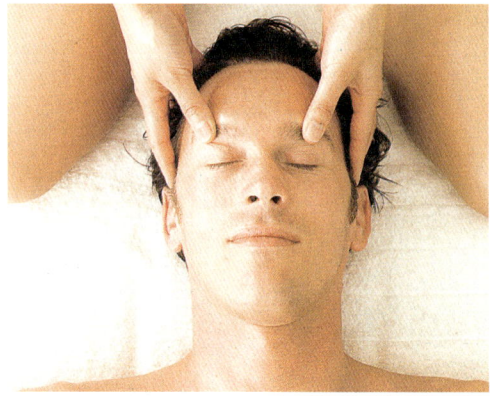

2 Nun gleiten die Daumen quer über die Augenbrauen bis zum Haaransatz. Ziehen Sie aber nicht
die Haut im Bereich der Lider mit. Heben Sie die
Daumen an und wiederholen Sie.

Schläfen

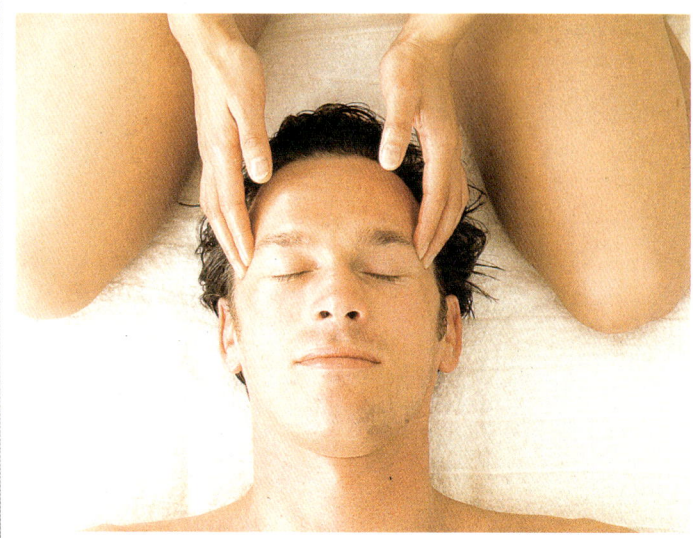

1 Nehmen Sie den Kopf des Partners zwischen die Knie, legen
Sie die Fingerspitzen sanft auf die Schläfen und massieren Sie
mit langsamen Kreisbewegungen.

Wangenknochen und Ohren

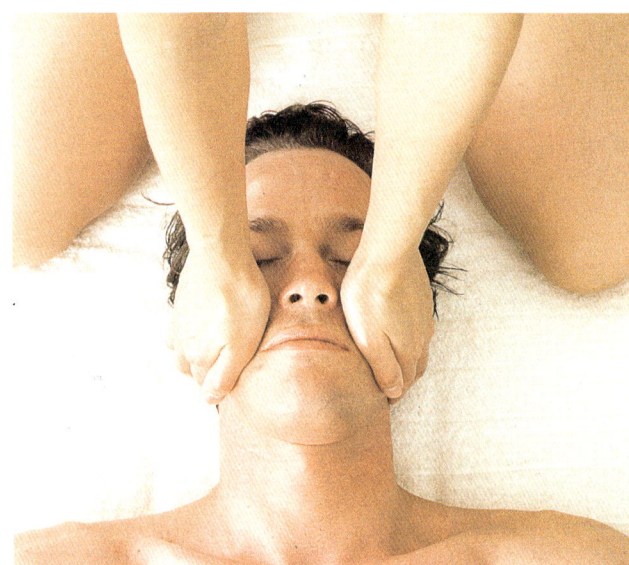

1 Legen Sie die Handballen auf die Wangenknochen,
sodass die Hände das Gesicht bedecken und die
Finger unterhalb der Ohren liegen.

2 Lassen Sie die Hände über die Wangenknochen
und abwärts über die Ohren gleiten. Drücken Sie
die Ohren mit den Fingern, während die Hand
wegrutscht. Wiederholen Sie diese Massage.

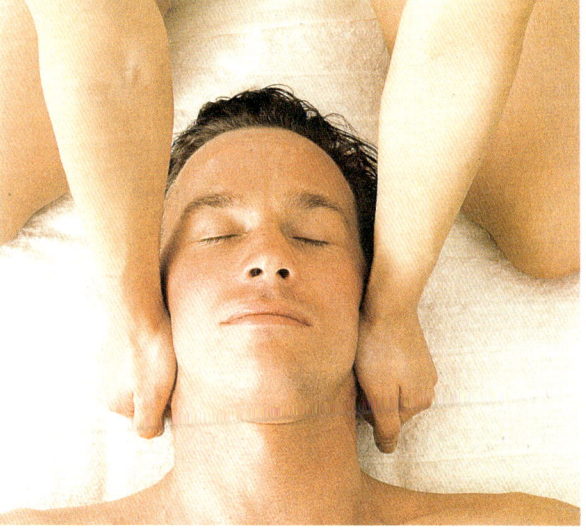

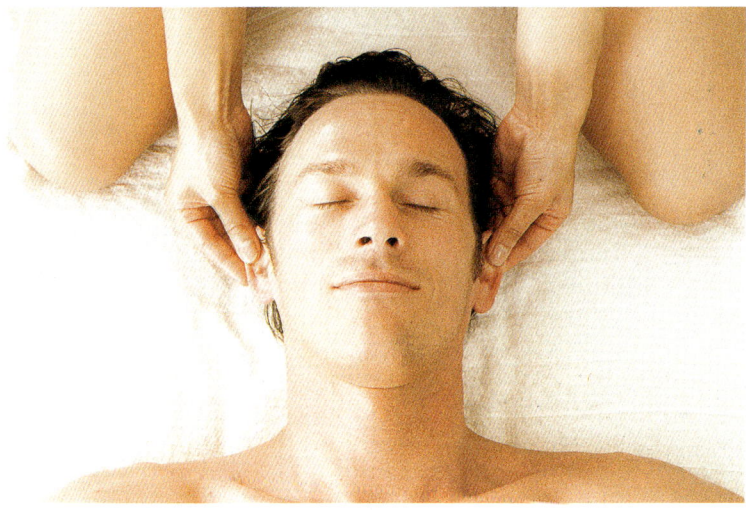

3 | Die Ohren sind eine erstaunlich erogene Zone, sodass eine langsame, sinnliche Massage mit den Zeigefingern und Daumen sich lohnt. Drücken Sie die Ohrläppchen sanft zusammen und massieren Sie die Ohrmuschel in kleinen Kreisen, ehe Sie zum Ohrläppchen zurückkehren. Massieren Sie das Ohr drei- oder viermal.

Kiefer und Lippen

1 | Massieren Sie die Wangenknochen und Kiefer sanft mit den Fingerspitzen. Beginnen Sie neben der Nase und massieren Sie langsam auf die Ohren zu und danach wieder zurück zur Nase. Machen Sie feste, kleine Kreise.

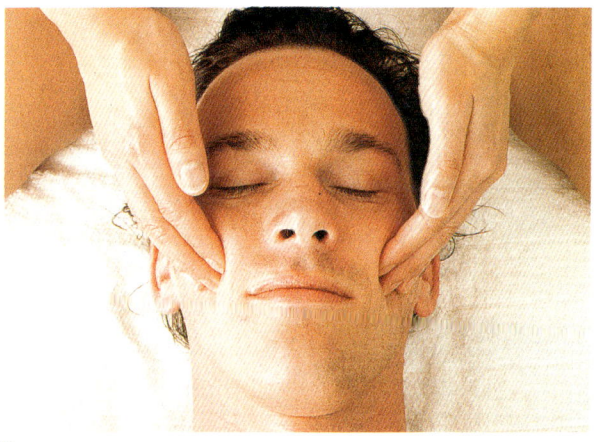

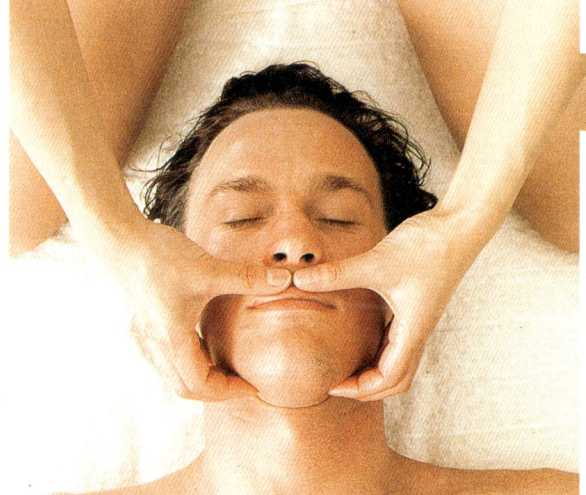

2 | Legen Sie die Daumen sanft zwischen Nase und Oberlippe. Die Daumen zeigen nach innen. Lassen Sie die Daumen nun langsam zu den Mundwinkeln gleiten, heben Sie sie hoch und wiederholen Sie die ganze Massage drei- oder viermal.

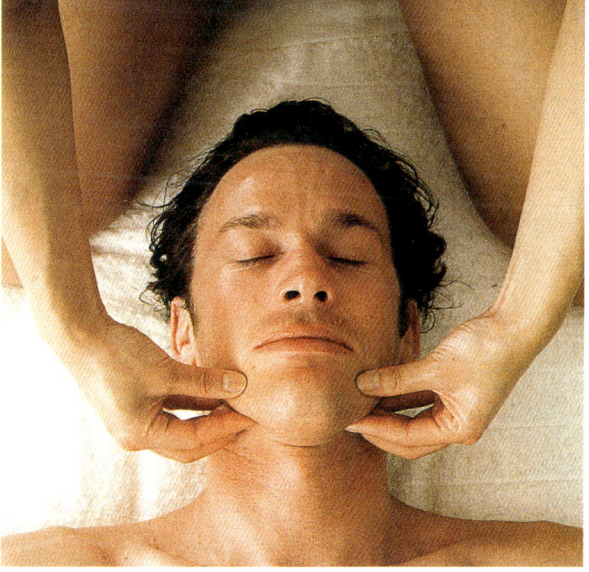

3 | Legen Sie die Daumen zwischen Unterlippe und Kiefer und lassen Sie sie nach außen zu den Mundwinkeln gleiten.

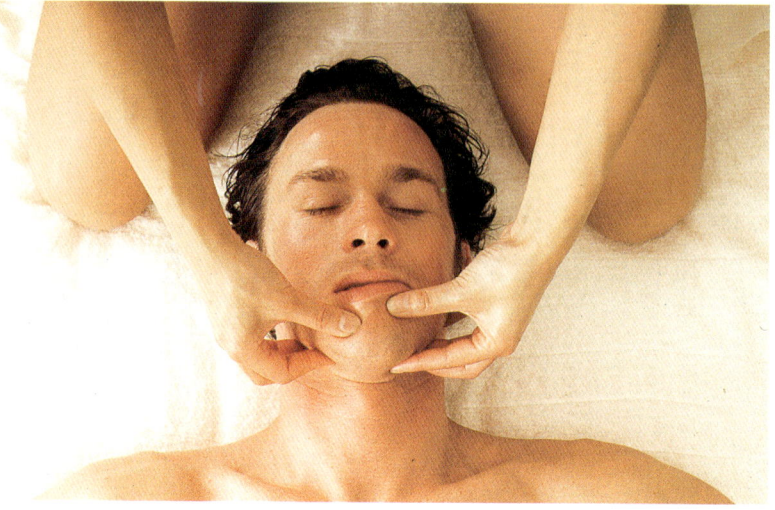

4 | Verhaken Sie die Finger unterhalb
des Kiefers. Drücken Sie den Kiefer
und das Kinn sanft, während die
Daumen langsam auf dem Kinn
rotieren. Dann trennen sich die
Hände – die Daumen rotieren
weiter – und drücken den Kiefer.
Massieren Sie bis zu den Ohren
und wiederholen Sie die Massage.

Effleurage vom Kinn zur Stirn

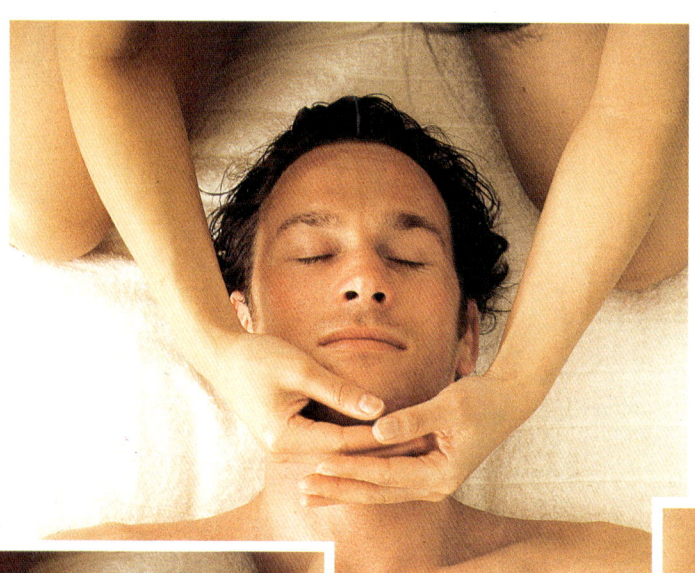

1 | Legen Sie die gewölbten Hände um
das Kinn. Lassen Sie dann die flachen
Hände langsam an beiden Seiten des
Gesichts nach oben gleiten und
ziehen Sie dabei sanft an der Haut.

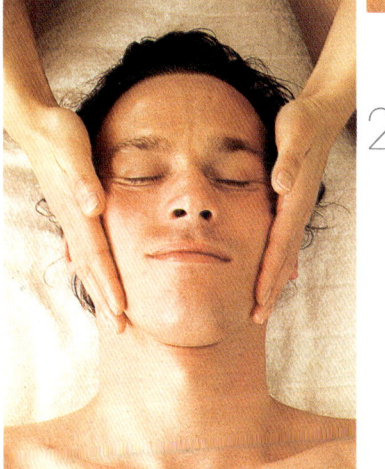

2 | Die Hände streicheln das
Gesicht, während Sie sie
hinauf zur Stirn ziehen.

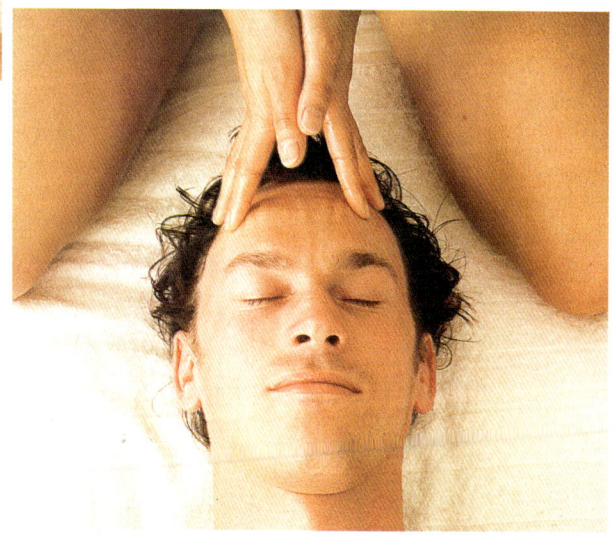

3 | Zum Schluss gleiten die Fingerspitzen
quer über die Stirn.

4 | Jetzt ziehen Sie die Fingerspitzen über den Brustkorb und dann an beiden Seiten des Halses nach oben.

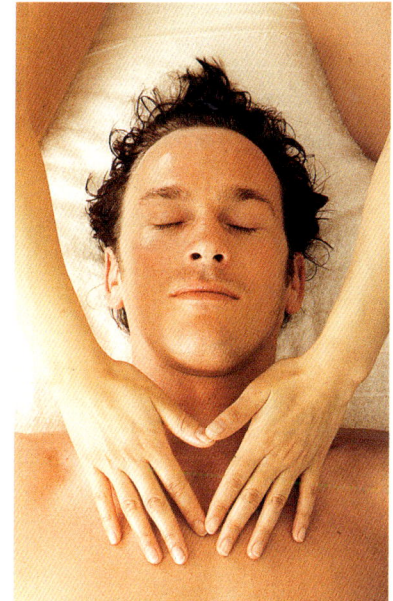

5 | Ziehen Sie die Fingerspitzen mit einer langen Bewegung sanft an den Seiten des Gesichts nach oben, über die Stirn und ins Haar.

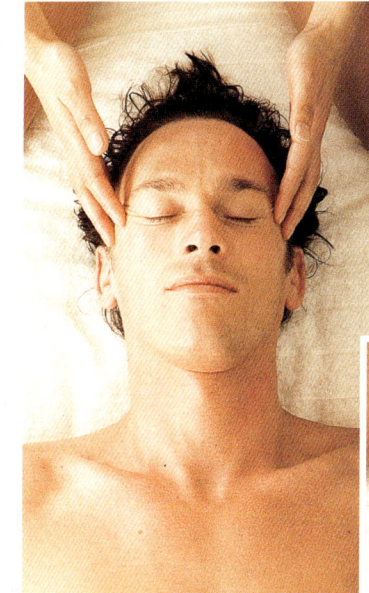

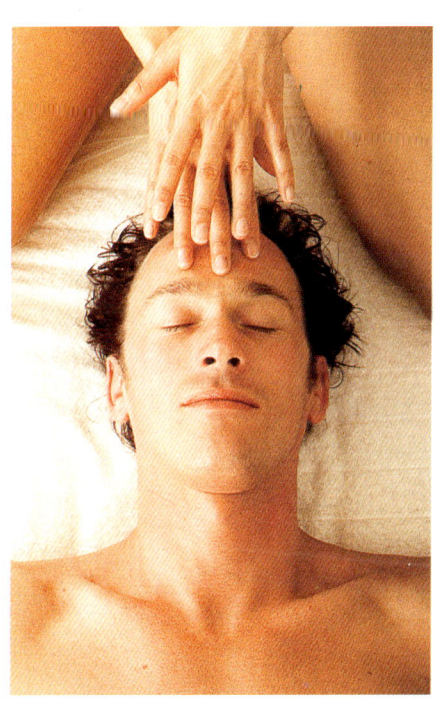

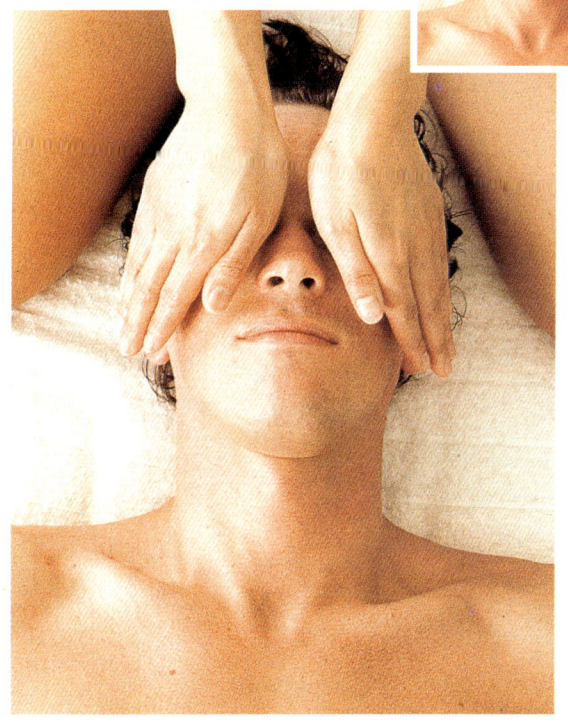

6 | Spreizen Sie die Finger weit und streichen Sie mit den Spitzen über die Stirn, von den Brauen zum Haaransatz. Dabei folgt eine Hand der anderen und beide bewegen sich langsam von links nach rechts und streicheln die ganze Stirn.

7 | Reiben Sie sich die Hände, um sie zu erwärmen, und legen Sie die Handfläche dann sehr sanft über die Augen, damit diese sich ohne Licht erholen können. Bleiben Sie einige Augenblicke in dieser Position und schließen Sie ebenfalls die Augen. Stellen Sie sich vor, wie Ihre liebevollen Gedanken durch die Arme und Hände in den Partner fließen. Heben Sie die Hände langsam hoch, beugen Sie sich vor und küssen Sie den Partner auf den Mund.

Die Arme und die Hände

Wir lassen uns gerne an den Armen und Händen berühren, vor allem an der empfindlichen, weichen Handfläche. Mit Armen und Händen drücken wir Freude, Liebe und Wut aus; aber wir strengen sie oft zu sehr an, sodass sie schlaff und müde werden. Die Massage gibt ihnen Leben und Energie zurück und stärkt das Band zwischen Ihnen und der Partnerin. Streicheln Sie ihre Hände, schlingen Sie die Finger in ihre Finger, küssen Sie einen Finger nach dem anderen – ein himmlisches Gefühl!

Effleurage auf dem Arm

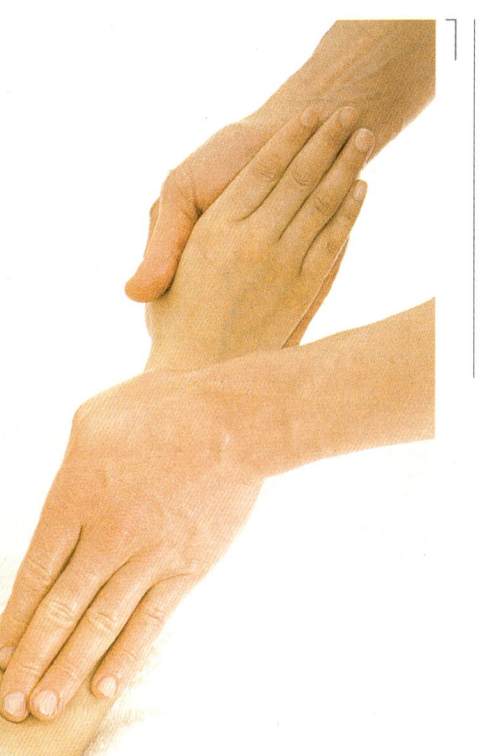

1 | Sie knien neben dem Arm der Partnerin und halten ihre Hand so, dass die Handflächen sich berühren. Den Ellbogen lässt sie auf dem Boden. Legen Sie die andere Hand auf das Handgelenk der Partnerin, wobei die Finger zur Schulter zeigen. Lassen Sie die gespreizten Finger langsam nach oben zur Schulter und auf dem Rücken des Armes wieder nach unten gleiten. Wiederholen Sie diese Massage mehrere Male.

Effleurage mit gewölbten Händen

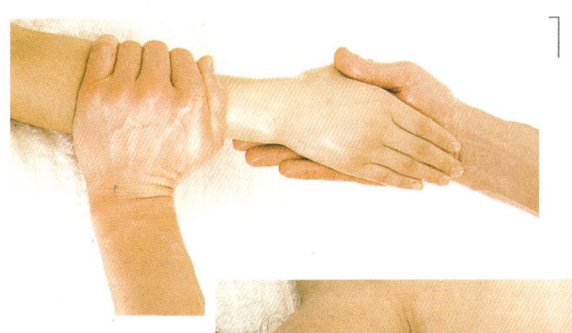

1 | Umfassen Sie das Handgelenk und lassen Sie die Hand nach oben zur Schulter gleiten. Üben Sie dabei gleichmäßigen Druck aus.

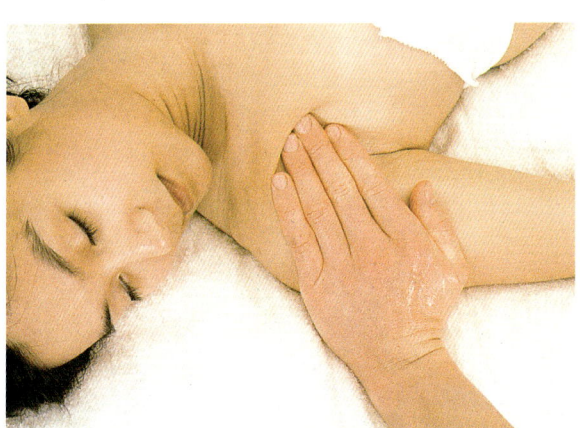

2 | Die Hand gleitet über die Schulter und dann wieder den Arm hinab. Machen Sie fließende Bewegungen und wiederholen Sie die Massage mehrere Male.

Kneten

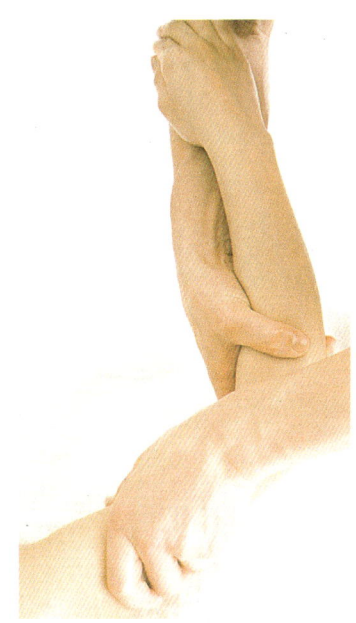

1 | Eine Hand hält den Ellbogen und hebt den Arm an. Die Hand der Partnerin liegt auf Ihrem Ellbogen. Kneten Sie nun mit der freien Hand den ganzen Oberarm sanft, aber fest.

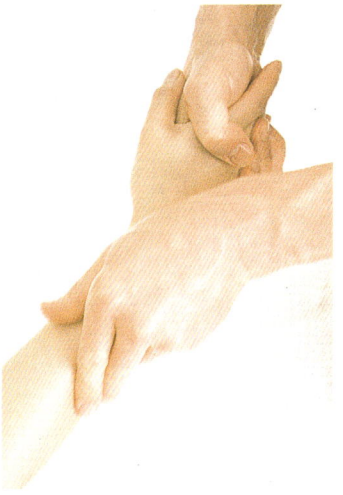

2 | Heben Sie den Unterarm an, halten Sie die Hand der Partnerin und kneten Sie den Unterarm mit der freien Hand.

Petrissage auf den Händen

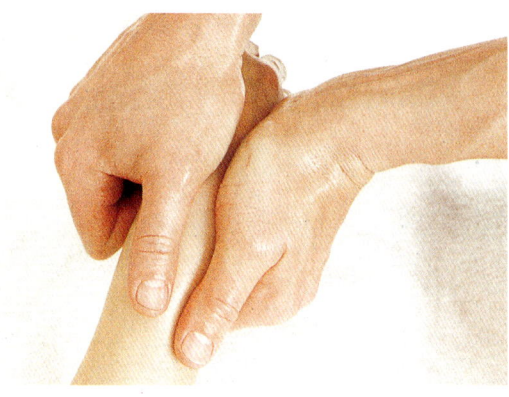

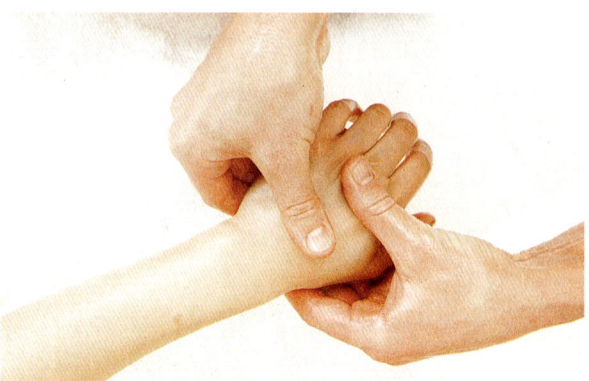

1 | Halten Sie den Arm der Partnerin mit einer Hand fest und legen Sie den Ballen der anderen Hand auf den Handrücken der Partnerin. Die Finger krümmen sich in die Handfläche hinein. Schieben Sie den Handballen mehrere Male auf dem Handrücken und den Fingerknöcheln hin und her.

2 | Die Finger bleiben in derselben Position, die Daumenkuppen machen kleine Kreise auf dem Handrücken.

3 | Nehmen Sie die Hand der Partnerin zwischen Ihre Handflächen und drehen Sie sie langsam um.

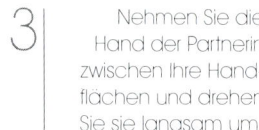

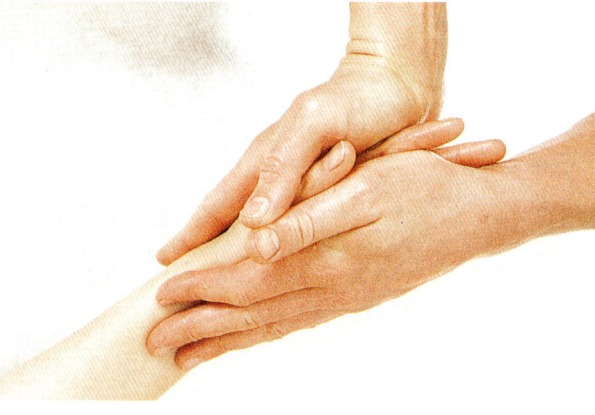

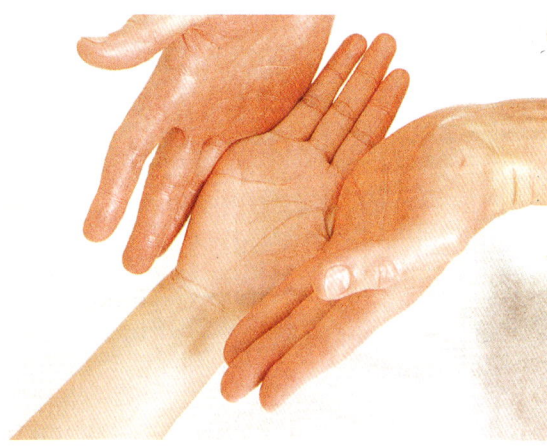

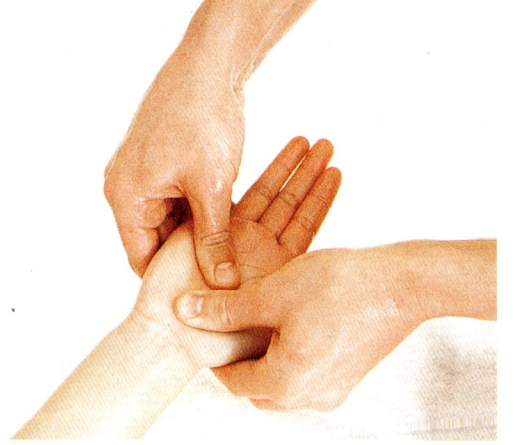

4 | Jetzt zeigen die Handflächen nach oben. Spreizen Sie die Finger ein wenig, während die Partnerin die Hand so zwischen Ihren kleinen Finger und Ihren Zeigefinger schiebt, dass ihr kleiner Finger und ihr Daumen an den Seiten vorstehen.

5 | Die Daumenkuppen machen kleine, feste, kreisförmige Bewegungen auf der ganzen Handfläche und auf dem Gelenk.

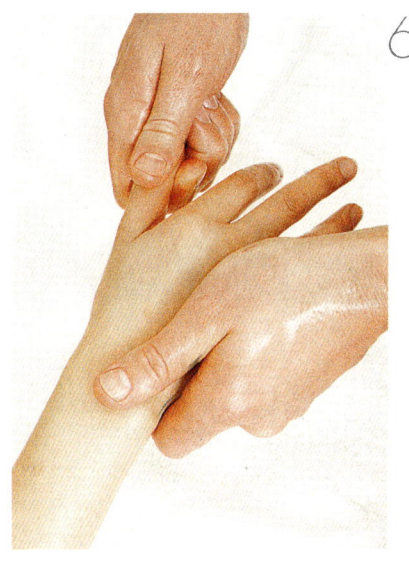

6 Drehen Sie die Hand der Partnerin um und halten Sie sie mit der Handfläche nach unten fest. Fassen Sie den kleinen Finger an der Wurzel, drücken Sie ihn sanft mit Daumen und Zeigefinger, lassen Sie ihn rotieren und ziehen Sie sanft an ihm, bis Sie die Fingerspitze erreichen. Massieren Sie jeden Finger auf diese Weise.

7 Halten Sie mit einer Hand den Unterarm der Partnerin und lassen Sie den Rücken Ihrer anderen Hand langsam unter ihre Hand bis ans Ende gleiten.

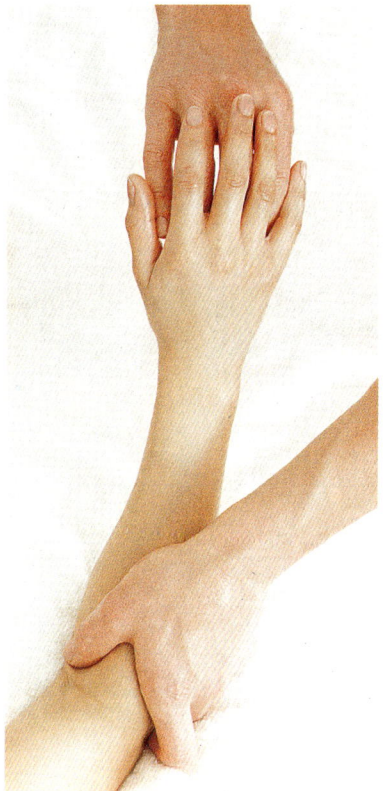

8 Schieben Sie Ihre Finger mehrere Male langsam zwischen die der Partnerin. Drücken Sie Ihre Finger dabei ein wenig zusammen.

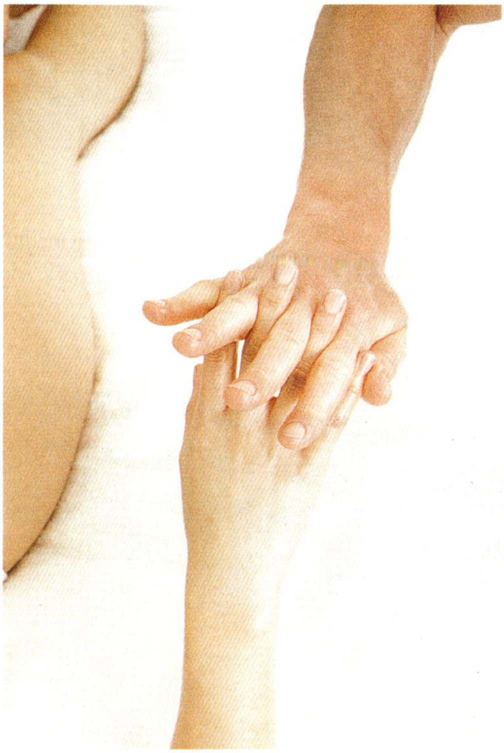

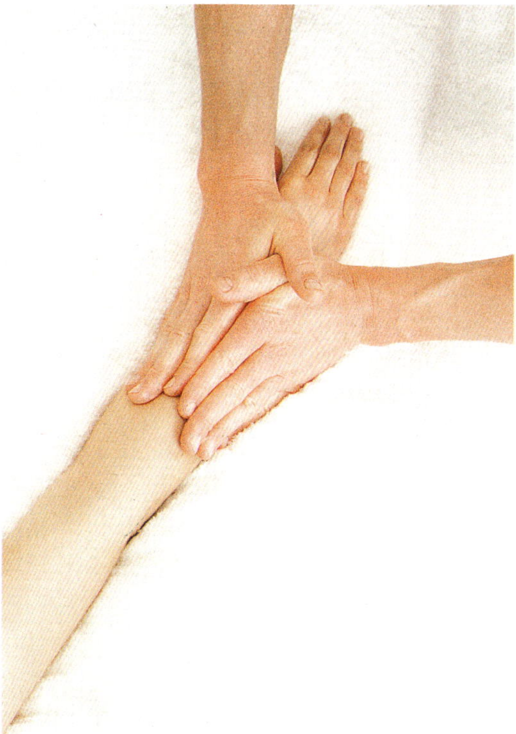

9 Legen Sie den Arm der Partnerin auf den Boden und schieben Sie beide Hände am Arm nach oben. An der Schulter gleitet eine Hand unter den Arm, sodass er zwischen Ihren Händen liegt. Dann ziehen Sie die Hände nach unten, bis sie an den Fingerspitzen zupfen. Wiederholen Sie das mehrere Male an beiden Armen.

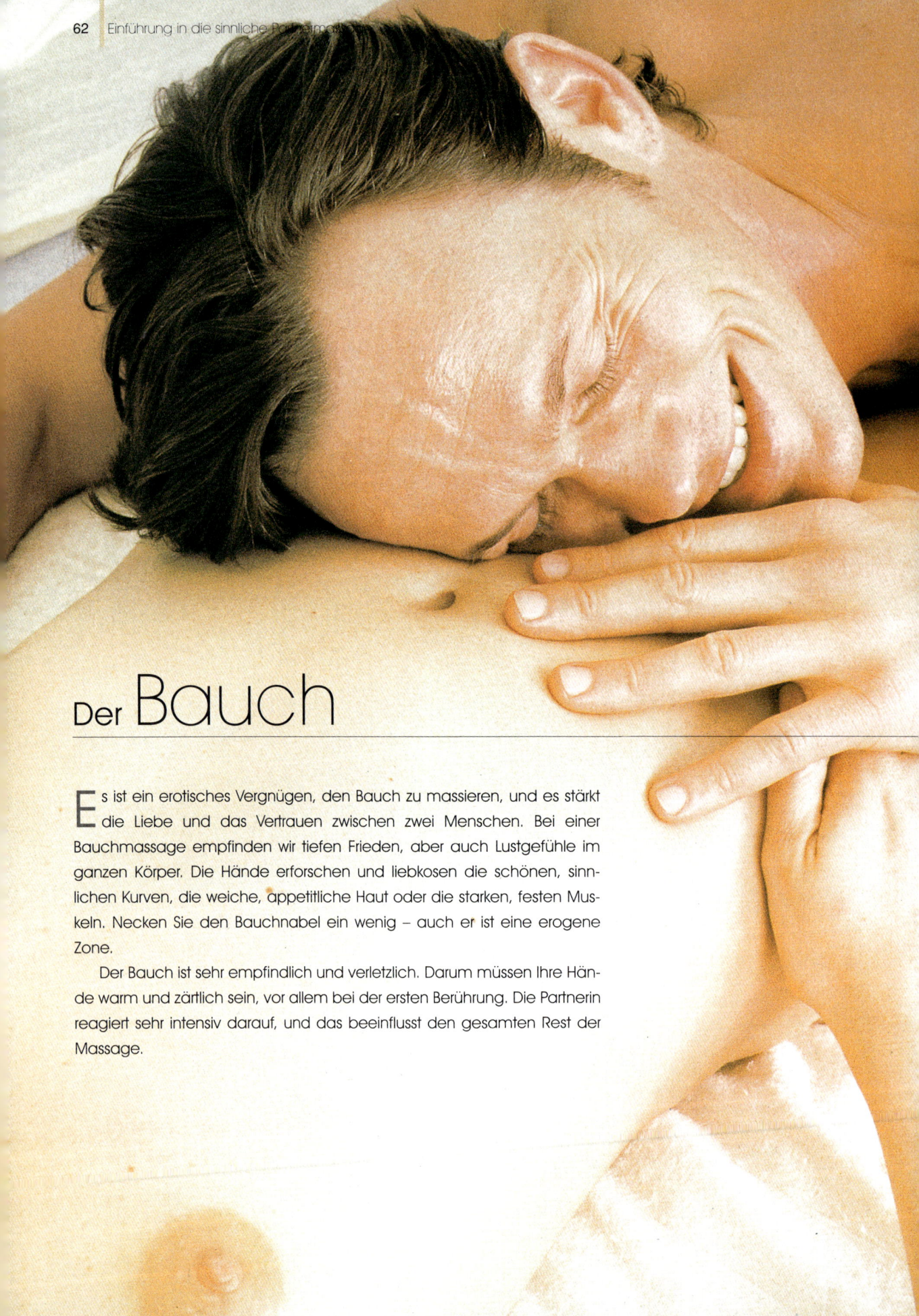

Der Bauch

Es ist ein erotisches Vergnügen, den Bauch zu massieren, und es stärkt die Liebe und das Vertrauen zwischen zwei Menschen. Bei einer Bauchmassage empfinden wir tiefen Frieden, aber auch Lustgefühle im ganzen Körper. Die Hände erforschen und liebkosen die schönen, sinnlichen Kurven, die weiche, appetitliche Haut oder die starken, festen Muskeln. Necken Sie den Bauchnabel ein wenig – auch er ist eine erogene Zone.

Der Bauch ist sehr empfindlich und verletzlich. Darum müssen Ihre Hände warm und zärtlich sein, vor allem bei der ersten Berührung. Die Partnerin reagiert sehr intensiv darauf, und das beeinflusst den gesamten Rest der Massage.

Effleurage

Sie knien neben dem Bauch des Partners mit Blick zu seinem Kopf. Bevor Sie anfangen, beobachten Sie seine Atmung. Wenn er ausatmet, legen Sie die Hände auf beide Seiten des Bauches und bleiben eine Weile in dieser Stellung, damit er sich an Ihre Hände gewöhnt.

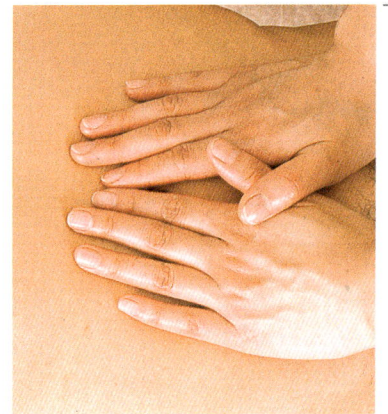

1 | Ziehen Sie die Hände nun in die Bauchmitte. Die Finger zeigen nach oben. Dann gleiten die Hände langsam hinauf zum unteren Brustkorb. Dort trennen sie sich und gleiten an den Seiten nach unten.

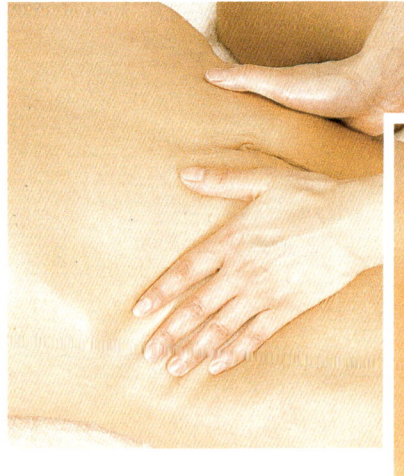

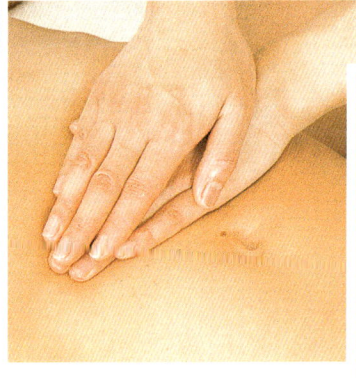

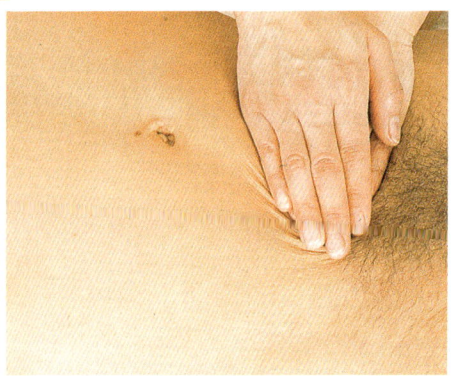

2 | Drehen Sie die Handballen einwärts, bis sie in der Ausgangsposition liegen. Wiederholen Sie das in fließenden Bewegungen über den Bauch.

3 | Wenden Sie sich nun dem Bauch des Partners zu. Legen Sie die Hände auf seinem Bauch übereinander.

4 | Nun gleiten die Hände im Uhrzeigersinn über den Bauch bis zur gegenüberliegenden Seite und wieder zurück. Drücken Sie dabei fest, aber nicht zu fest.

Kneten

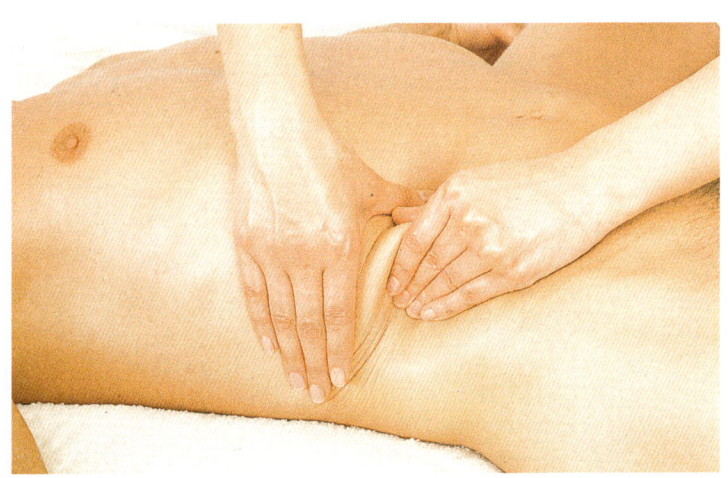

1 | Beugen Sie sich über den Partner und legen Sie die Hände an die Seite des Bauches. Packen Sie das Gewebe mit einer Hand, drücken Sie es zusammen und lassen Sie es los. Wiederholen Sie das mit der anderen Hand. Kneten Sie den Bauch von oben bis unten. Ziehen Sie dann die Hände zu sich heran und wiederholen Sie die Massage, diesmal von unten nach oben. Zum Schluss folgt eine Effleurage.

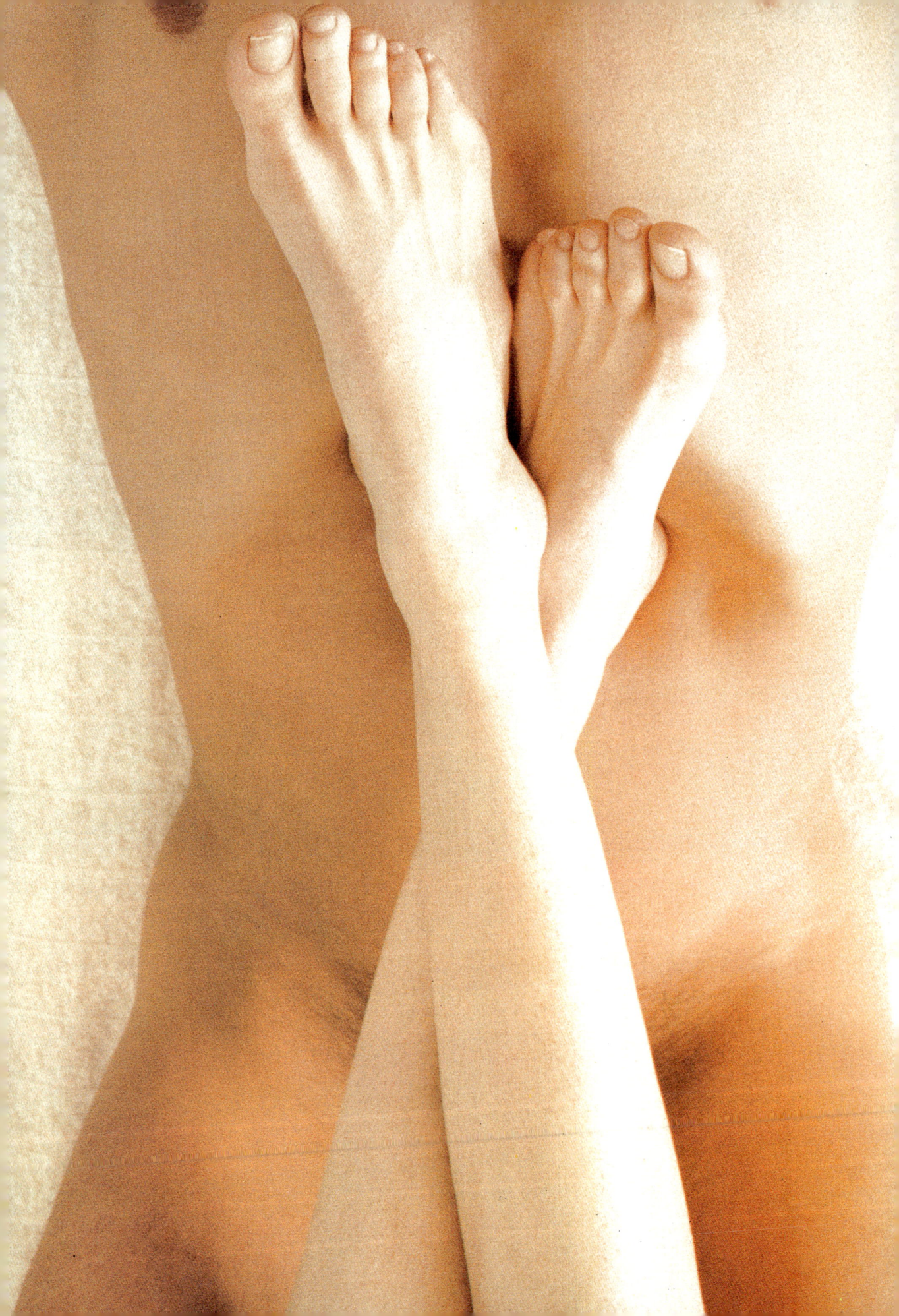

Die Beine und die Füße

Sie haben überall am Körper des Partners wohlige Empfindungen ausgelöst. Jetzt sorgen Sie dafür, dass dieses Gefühl bis zu den Füßen hinunterfließt. Einerlei, ob Sie den ganzen Körper massiert haben oder nur einen Teil, die Massage der Beine und Füße ist immer ein wundervoller Abschluss. Die kräftigen Oberschenkel mit ihren sinnlichen, fleischigen Partien und der zarte Knöchel, der in die sanften Wölbungen der Füße übergeht, wollen gestreichelt und gedrückt werden. Ihr Partner gerät in Verzückung, wenn Sie mit seinen Füßen und Zehen spielen und sie liebkosen und lecken. Eine Fußmassage ist sehr entspannend und erregend, sie beruhigt den Körper und den Geist gleichermaßen.

Effleurage auf dem Bein

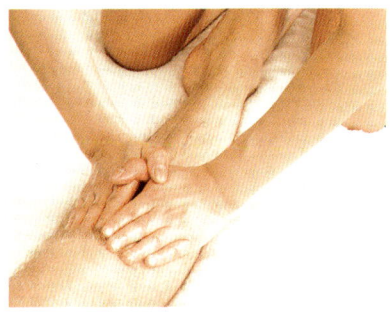

1 | Nehmen Sie das Bein des Partners zwischen die Knie und legen Sie die Hände flach auf den Knöchel. Die Zeigefinger sind verschränkt und zeigen zum Kopf. Die Hände gleiten nach oben, trennen sich am Ende des Oberschenkels, gleiten an die Seiten und dann abwärts.

2 | Legen Sie die gewölbten Hände unten auf das Bein. Die Finger zeigen in entgegengesetzte Richtungen. Bewegen Sie nun die Hände vor und zurück und gleichzeitig langsam nach oben.

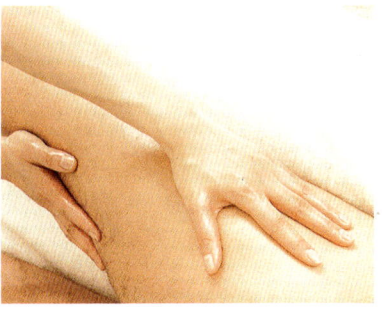

3 | Spreizen Sie die Finger und ziehen Sie sie mehrere Male an den Seiten des Beines nach unten.

Wringen

1 | Knien Sie vor dem Oberschenkel des Partners und legen Sie die Hände knapp oberhalb des Knies flach auf das Bein. Die Handballen liegen nebeneinander, die Finger krümmen sich um den Schenkel. Schieben Sie nun den Handballen langsam auf die Finger zu und schieben Sie die andere Hand vor. Wringen Sie beide Oberschenkel langsam von unten nach oben und zurück.

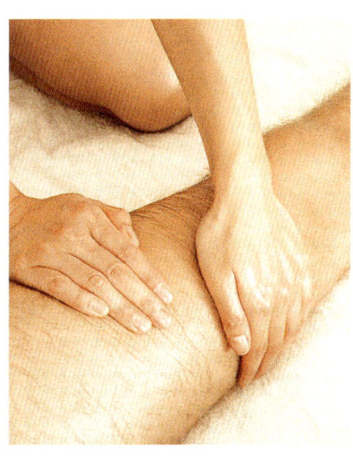

Kneten der Oberschenkel

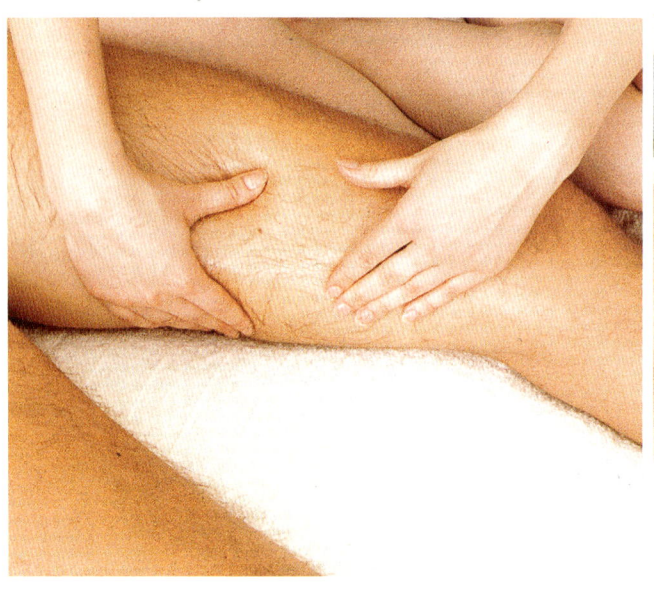

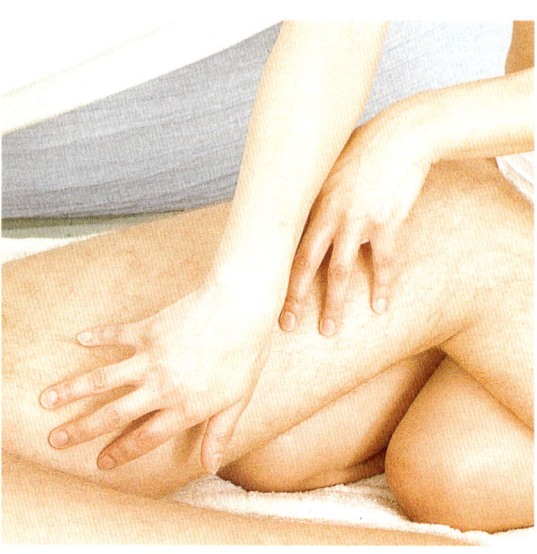

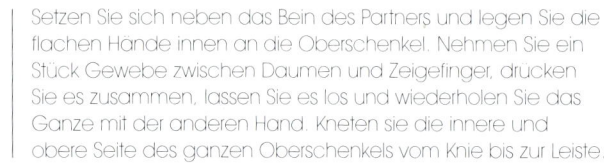

2 | Zum Schluss folgt eine Effleurage, diesmal bis zu den Füßen. Nehmen Sie die Sohle und den Fußrücken zwischen die Hände und lassen Sie den Fuß an den Zehenspitzen los.

1 | Setzen Sie sich neben das Bein des Partners und legen Sie die flachen Hände innen an die Oberschenkel. Nehmen Sie ein Stück Gewebe zwischen Daumen und Zeigefinger, drücken Sie es zusammen, lassen Sie es los und wiederholen Sie das Ganze mit der anderen Hand. Kneten sie die innere und obere Seite des ganzen Oberschenkels vom Knie bis zur Leiste.

Effleurage auf den Füßen

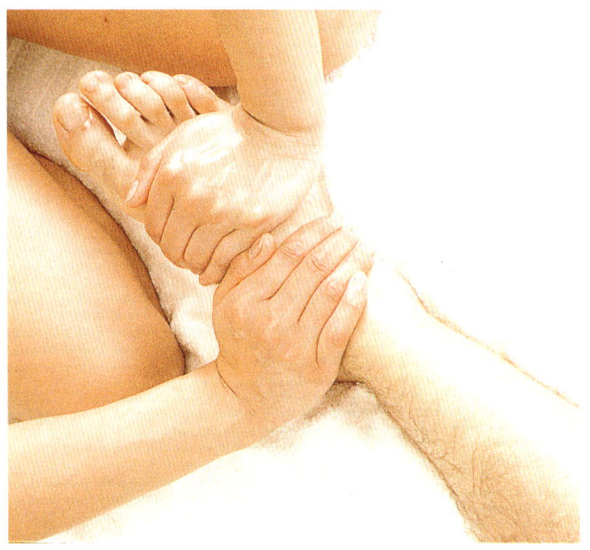

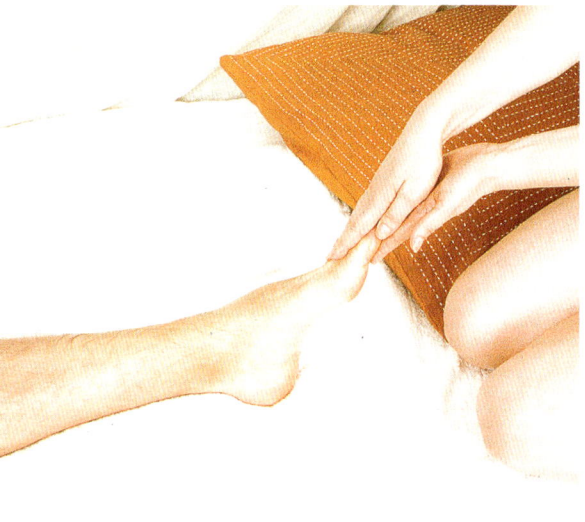

1 | Nehmen Sie den Fuß des Partners zwischen die Knie und halten Sie den Fuß wie auf dem Bild. Lassen Sie die Hände langsam über den Fuß bis zum Unterschenkel gleiten, dann über den Fußrücken und die Sohle.

2 | Nehmen Sie den Fuß zwischen beide Handflächen und drücken Sie die Hände zusammen, während sie nach vorne zu den Zehen gleiten. Spielen Sie ein wenig mit den Zehen. Wiederholen Sie das in einer fließenden Bewegung.

Petrissage auf den Füßen

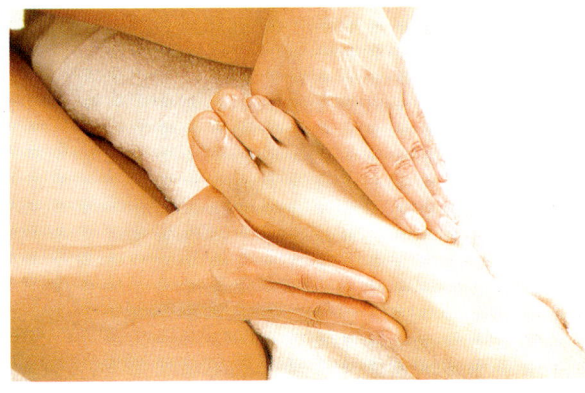

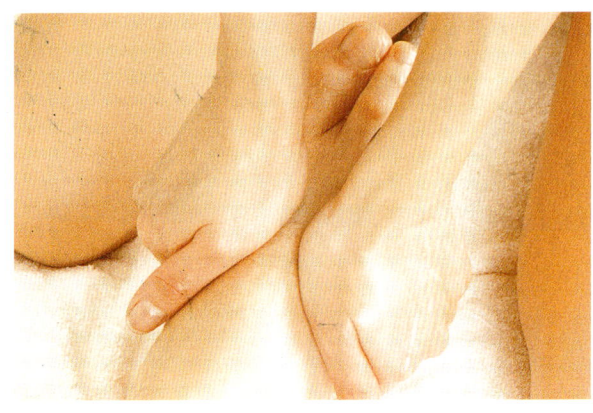

1 | Massieren Sie den Rücken, die Seiten und den Knöchel der Füße langsam und mit festem Druck. Machen Sie dabei kreisförmige Bewegungen. Die Finger bleiben zusammen; Daumen und Hände nehmen dabei eine bequeme Position ein.

2 | Umfassen Sie den Fuß mit beiden Händen und schieben Sie die Handballen langsam nach außen über den Fußrücken. Wiederholen Sie diese Massage.

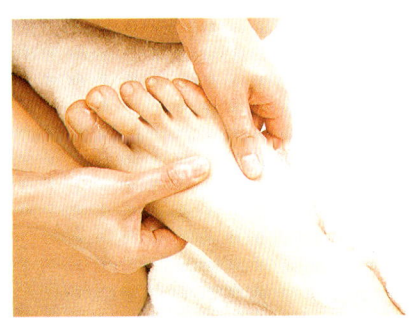

3 | Lassen Sie die Daumenkuppen auf dem Fußrücken und auf den Knöcheln langsam, aber kräftig rotieren.

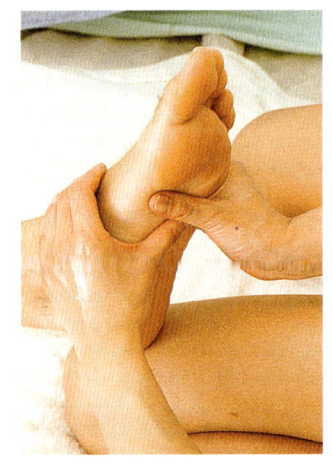

4 | Nehmen Sie den Fuß des Partners aufs Knie und halten Sie ihn wie auf dem Bild. Massieren Sie die Sohle kräftig mit dem Daumen. Machen Sie kleine Kreisbewegungen.

5 | Legen Sie die Daumen knapp unterhalb der Zehen aufeinander und ziehen Sie sie zweimal zu den Seiten des Fußes. Arbeiten Sie sich dabei langsam nach unten und wieder hinauf zur Ausgangsposition.

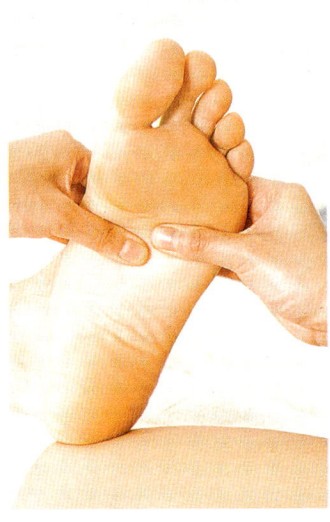

6 | Lassen Sie nun jede Zehe einzeln sanft kreisen. Wiederholen Sie das. Zum Schluss folgt eine Effleurage vom Fuß bis zur Leiste und zurück.

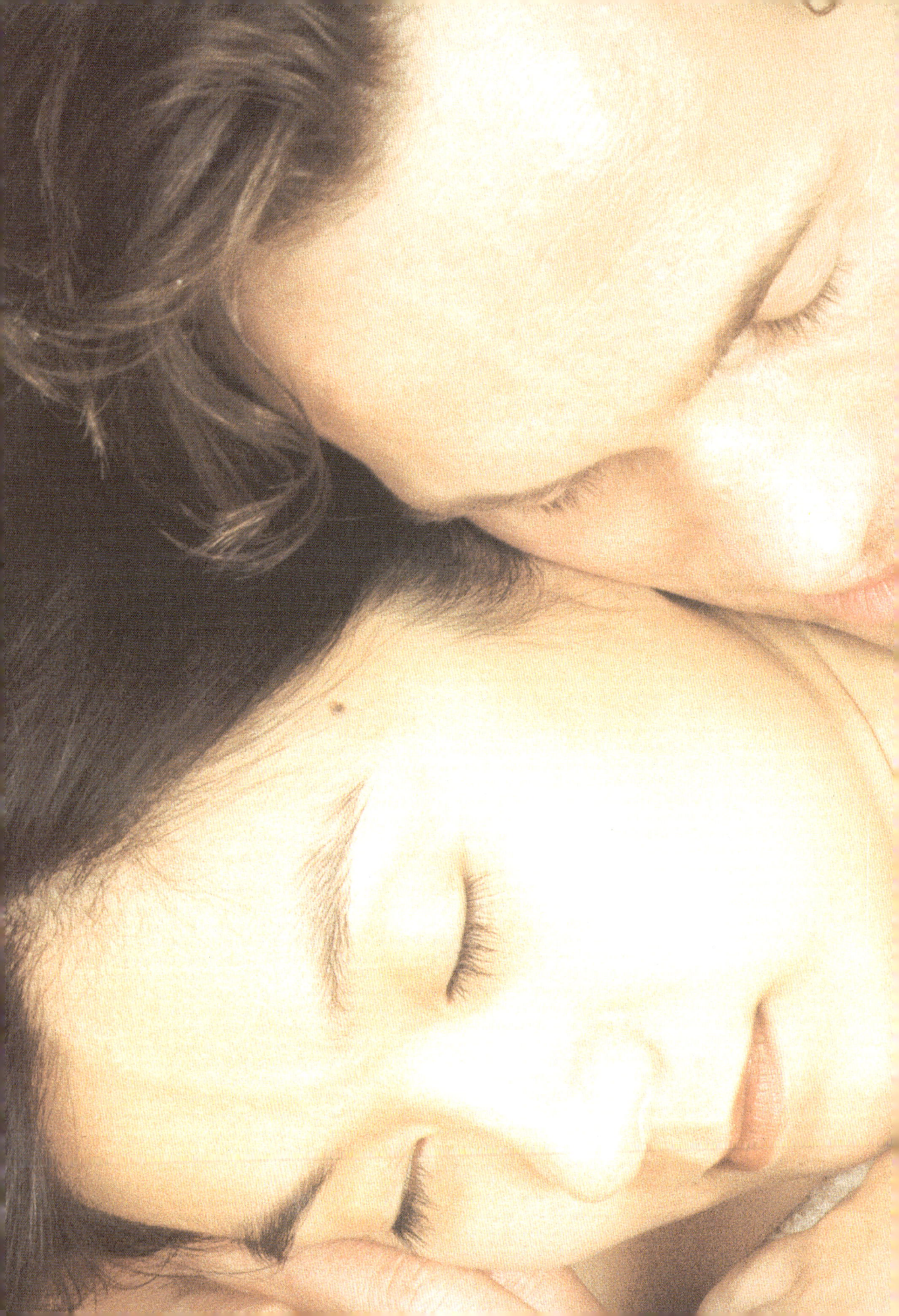

KAPITEL 3
Die Partnermassage

Unser Leben wird immer hektischer. Massage ist eine vorzügliche Methode, um das Tempo ein wenig zu drosseln und eine Zeit der Intimität mit dem Partner zu genießen.

Durch Berührungen können Sie das Band der Liebe und des Vertrauens zwischen sich und dem Partner stärken. Stellen Sie speziell für ihn aus Kapitel 2 ein Massageprogramm zusammen, das Ihrem Partner gefällt. Mixen Sie auch ein passendes ätherisches Öl, zum Beispiel Jasmin, Geranie und Rose für eine Frau und Sandelholz, Neroli und Vetiver für einen Mann. Schwelgen Sie in dem betörenden Duft und genießen Sie die heilende, verjüngende Wirkung. Jede Mixtur hat ihre verschiedenen Eigenschaften und Wirkungen, die Sie für Ihre Zwecke nutzen können.

Eine sinnliche Massage setzt voraus, dass Sie die erogenen Zonen kennen. Entdecken sie die empfindlichen Stellen der Haut, etwa die Ellbeuge, die Zehen und den Nacken. Sie können den Partner in einen traumähnlichen Zustand versetzen, wenn Sie diesen Stellen besondere Aufmerksamkeit widmen. Massage macht den Alltag schöner und erregender. Mit den Lieblingsölen und -seifen des Partners können Sie aus einer Rasur ein erotisches Erlebnis machen, das er nie vergisst. Nichts entspannt eine Frau mehr als eine Haarwäsche in der Badewanne oder eine Kopfhautmassage, die den Stress des Tages vertreibt. Die sinnliche Massage und die liebevolle Zuwendung geben dem Partner das Gefühl, bewundert und begehrt zu werden, und das stärkt Ihre Beziehung.

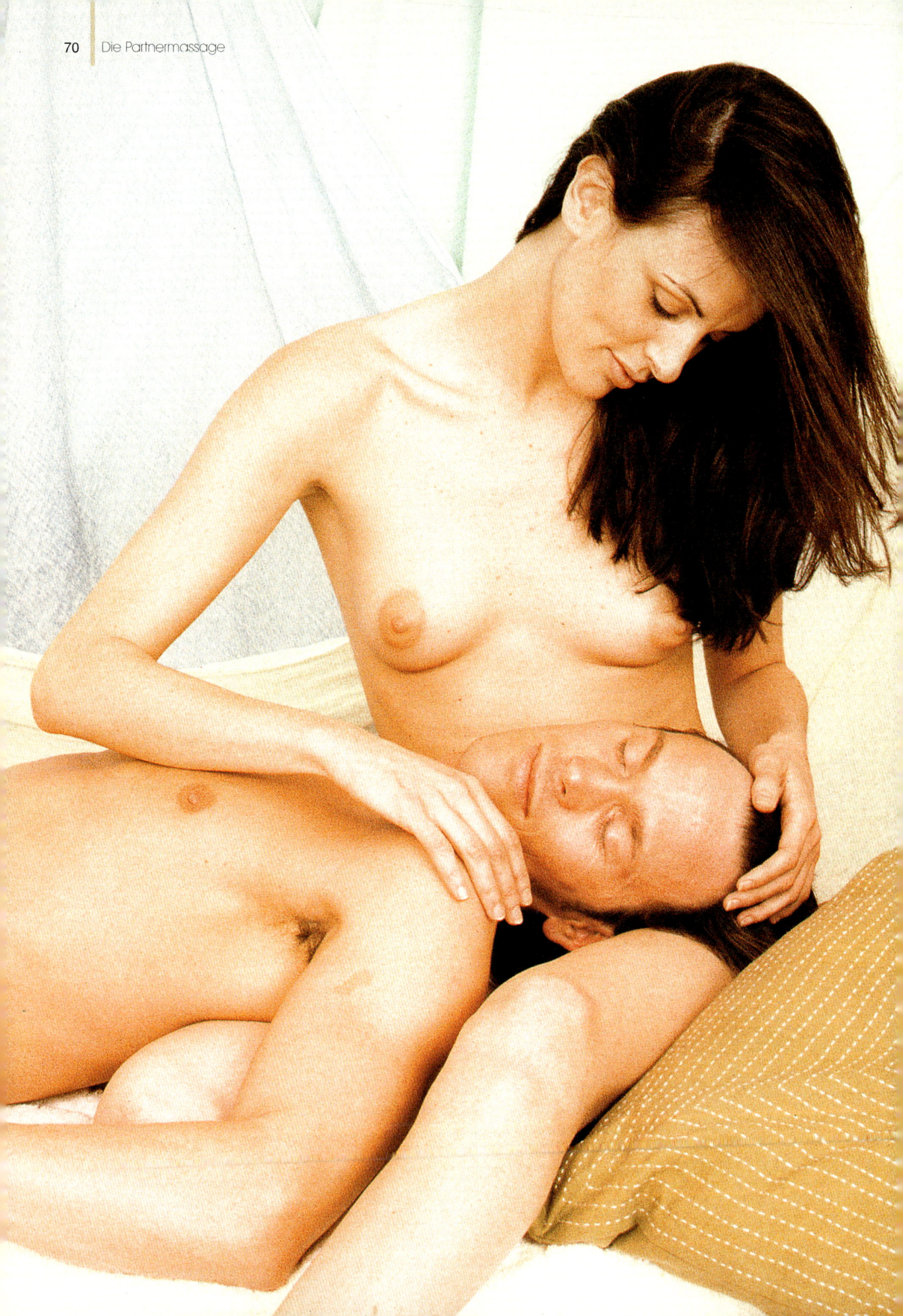

Massieren Sie Ihren Partner

Wenn Sie Ihrem Partner etwas ganz Besonderes schenken wollen, verführen sie ihn zu einer sinnlichen Massage. Waschen Sie ihn unter einer heißen, dampfenden Dusche mit einer köstlichen Seife und duftenden Ölen. Massieren und rasieren Sie ihn langsam mit Rasiercreme und Ölen und verwöhnen Sie seinen Körper mit warmen Ölen. Das ist für Sie beide ein Hochgenuss. Er kann sich entspannen und braucht überhaupt nichts zu tun, außer sich dem sinnlichen Vergnügen hinzugeben, das Sie ihm bereiten.

Bereiten Sie einen ruhigen Raum abseits

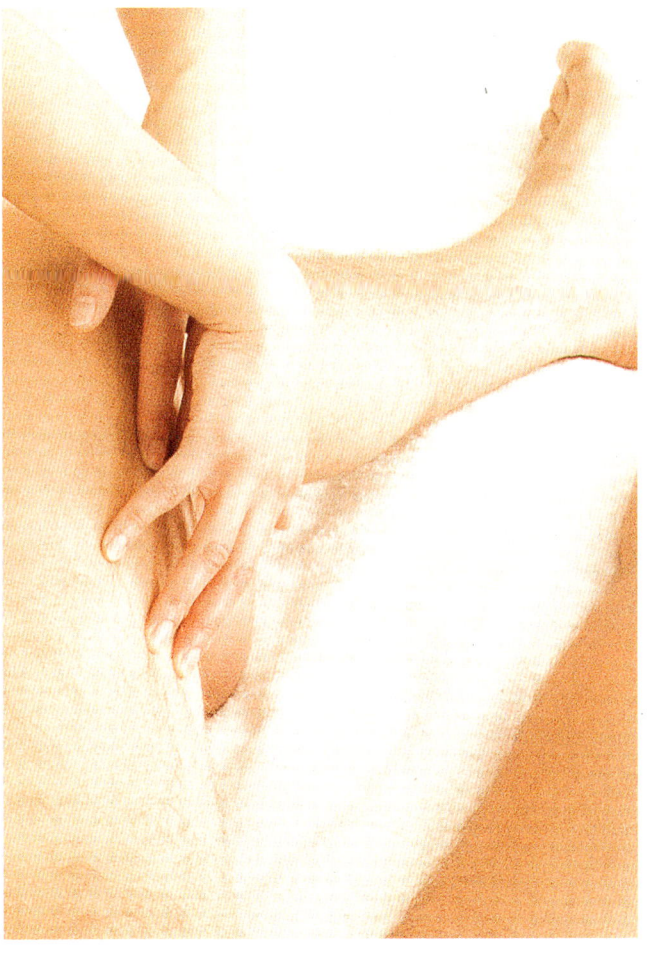

der gewohnten Umgebung vor. Die Atmosphäre ist sehr wichtig, denn Sie sollten sich in Ihren Massagetempel zurückziehen und den Stress des Alltags vergessen. Sorgen Sie zunächst dafür, dass der Raum angenehm warm ist. Dämpfen Sie das Licht, oder stellen Sie Kerzen auf – „männliche" Kerzen, die groß und rund sind. Verbrennen Sie holzige, erdige, würzige Öle wie Sandelholz, Vetiver, Rosmarin, Muskatellersalbei oder Basilikum. Spielen Sie sanfte, beruhigende Musik und bedecken Sie das Massagebett mit Laken und Kissen oder mit luxuriösen Stoffen in dunklen, kräftigen Farben.

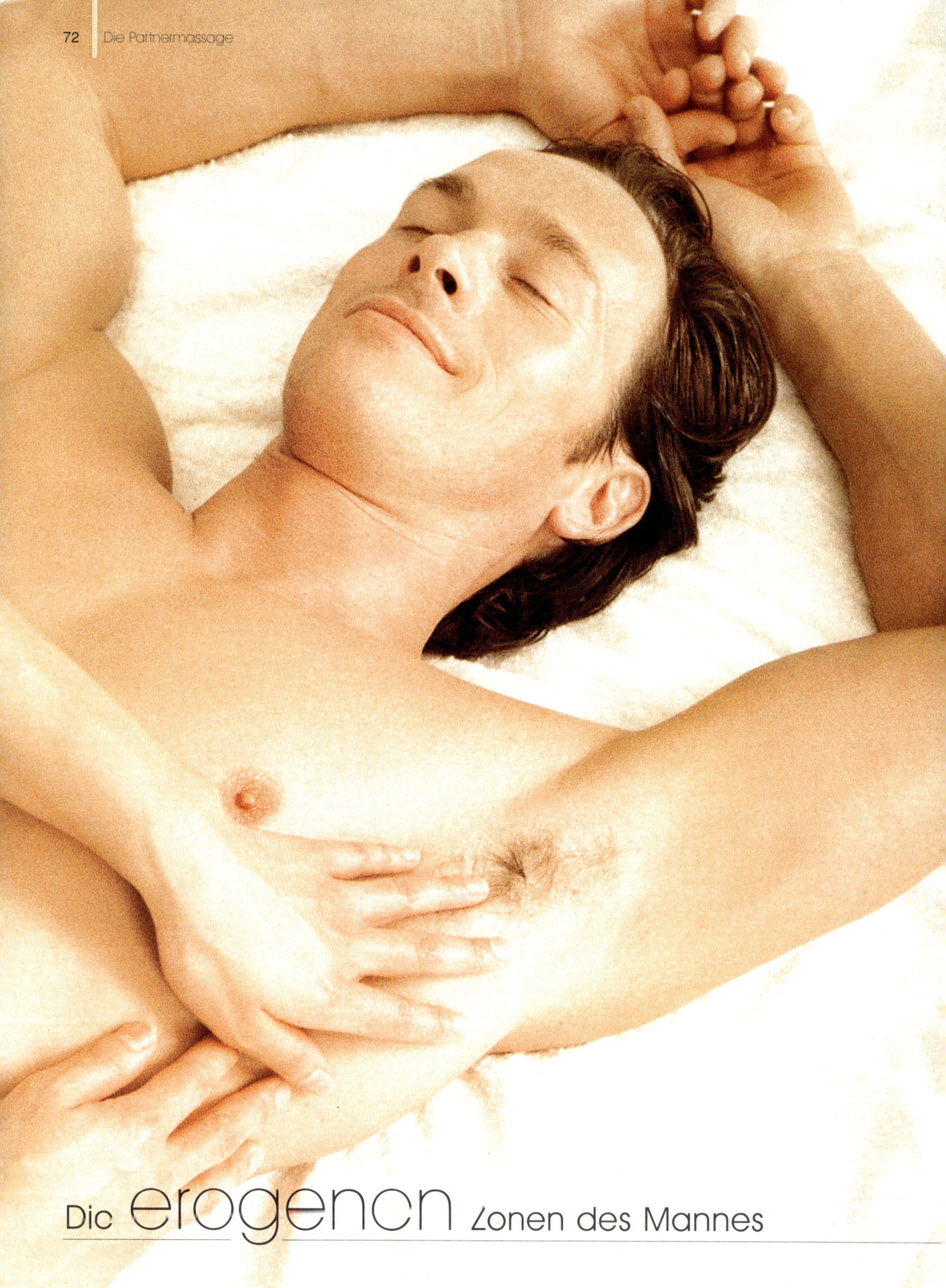

Die **erogenen** Zonen des Mannes

Wenn Sie in Ihrem Partner das Feuer der Leidenschaft entzünden wollen, küssen, lecken oder
massieren Sie seine erogenen Zonen und jagen Sie
Schauer der Lust durch seinen Körper. Wählen Sie ein
vielleicht selbst zusammengestelltes, männliches Öl für
die Massage. Entspannen Sie ihn zunächst mit der
sinnlichen Massage, die Sie in Kapitel 2 gelernt haben.
Streifen Sie seine Haut mit Ihrem Haar und kitzeln Sie ihn
mit den Fingernägeln. Durch die sinnliche Massage
wird der ganze Körper zur erogenen Zone; dennoch
sind bestimmte Körperteile bei
Männern und Frauen empfindlicher
als andere.

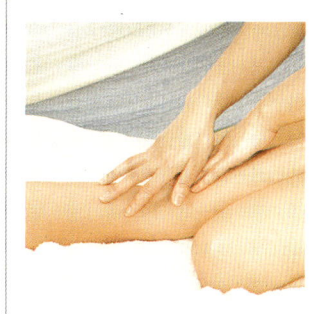

● Die Ellenbeuge

Streicheln Sie sanft
die lEllenbeuge,
dann den Unterarm bis
zu den Fingerspitzen,
während Ihr Partner
verträumt die Augen
schließt.

● Die zarten Ohren und Ohrläppchen

Die Ohren sind über-
aus empfindlich.
Gehen Sie also zärt-
lich mit ihnen um.
Drücken Sie die Läpp-
chen mit den Fingern,
oder küssen und
lecken Sie das Ohr.

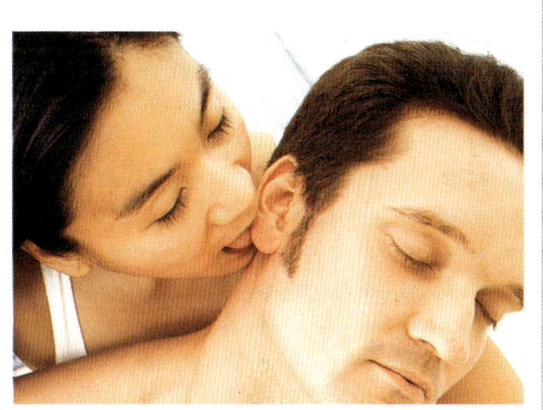

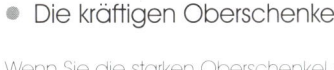

● Zum Küssen: Die Brustwarzen

Sie können Ihren Partner erregen, indem Sie
mit einem Eiswürfel über seine Brustwarzen
streichen und danach diese höchst
erotische Stelle lecken, küssen und saugen.

● Die kräftigen Oberschenkel

Wenn Sie die starken Oberschenkel mit ihren sinnlichen
Partien massieren, sträuben sich die Härchen! Entzücken
Sie Ihren Partner, indem Sie die Muskeln streicheln und
die sanfte Haut an der Innenseite küssen.

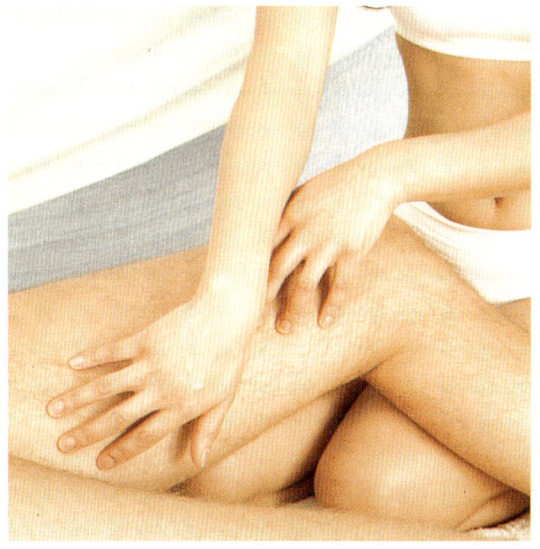

Ätherische Öle für Männer

Diese Mixturen eignen sich für jede Art der Massage, vor allem für Männer. Sie haben ein frisches, grünes, holziges Aroma und sind mit den empfohlenen Trägerölen besonders köstlich. Sie pflegen die Haut und fördern das Wohlbefinden. Für die Haut mischen Sie 4–6 Tropfen, je nach Empfindlichkeit, mit einem $2/3$ Esslöffel (10 ml) Trägeröl oder Sie nehmen 1 Esslöffel (15 ml) Orangenwasser. Für die Körpermassage können Sie eine stärkere Dosierung verwenden. Für die Kopfmassage nehmen Sie entweder Öl oder einen Esslöffel (15 ml) Orangenwasser. Bedecken Sie die Haare und lassen Sie die Mixtur 15 Minuten einwirken, ehe Sie die Haare gründlich mit Shampoo auswaschen.

Trockene Haut

TRÄGERÖL:
Jojoba, Avocado oder Weizenkeim

ÄTHERISCHES ÖL:
Weihrauch, Sandelholz oder Neroli

Normale Haut

TRÄGERÖL:
Avocado oder Mandel

ÄTHERISCHES ÖL:
Sandelholz, Zitrone oder Lavendel

Fettige Haut

TRÄGERÖL:
Mandel, Traubenkern oder Haselnuss

ÄTHERISCHES ÖL:
Zypresse, Zitrone oder Lavendel

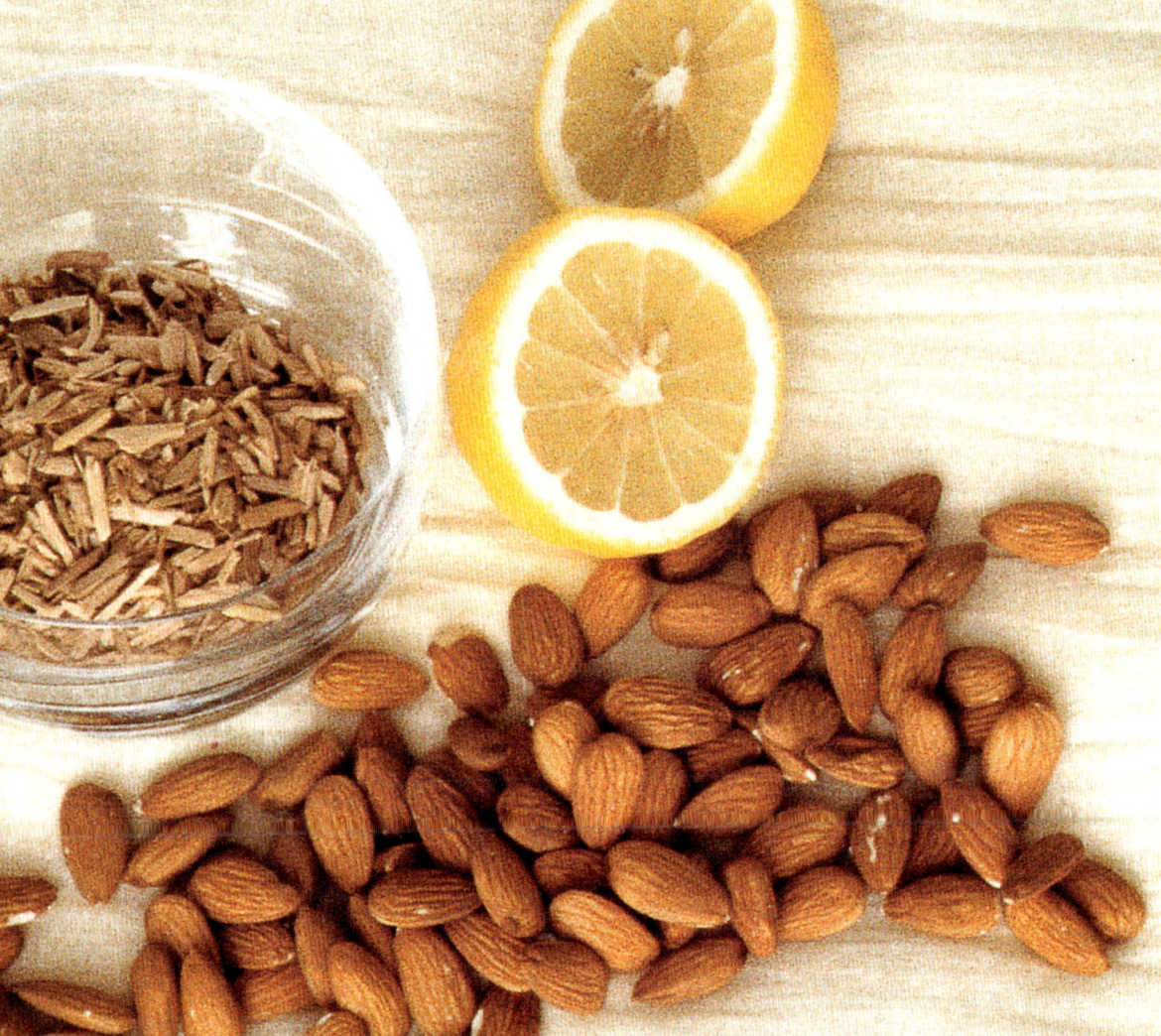

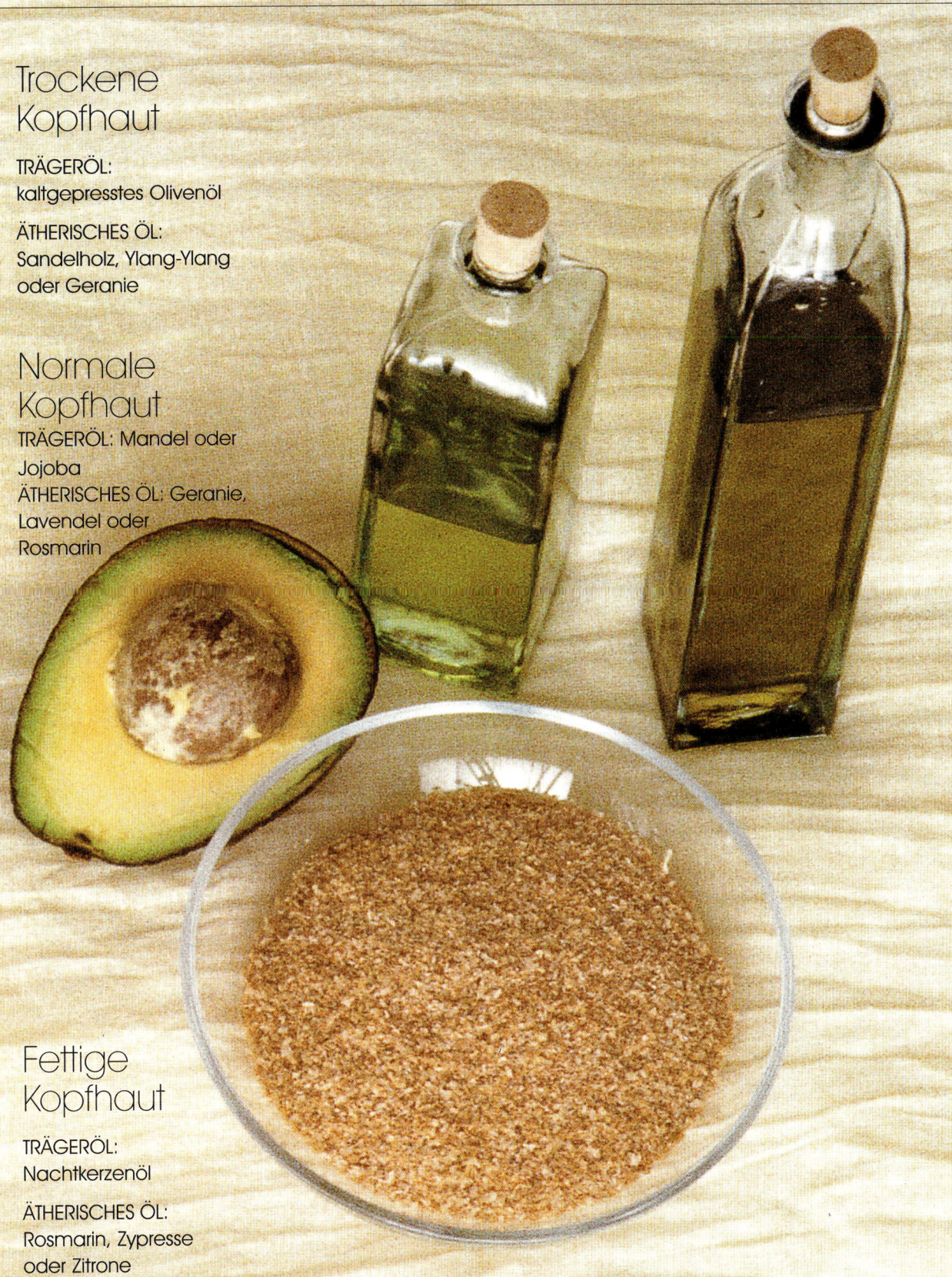

Trockene Kopfhaut

TRÄGERÖL:
kaltgepresstes Olivenöl

ÄTHERISCHES ÖL:
Sandelholz, Ylang-Ylang
oder Geranie

Normale Kopfhaut

TRÄGERÖL: Mandel oder
Jojoba
ÄTHERISCHES ÖL: Geranie,
Lavendel oder
Rosmarin

Fettige Kopfhaut

TRÄGERÖL:
Nachtkerzenöl

ÄTHERISCHES ÖL:
Rosmarin, Zypresse
oder Zitrone

Rasieren Sie Ihren
Partner

Bevor Sie mit dem Rasieren beginnen, machen Sie es ihm auf dem Rücken liegend auf dem Boden bequem. Tragen Sie ein Gesichtsöl auf und massieren Sie sein Gesicht zärtlich (siehe Kapitel 2).

Wenn die Gesichtsmassage für ihn neu ist, lassen Sie ihm etwas Zeit zum Entspannen, damit er diese neue Erfahrung genießen kann. Wenn er einen Stoppelbart hat, massieren Sie das Öl etwas länger ein. Sobald er Ihre zärtlichen, sinnlichen Hände spürt, kann er sich entspannen und die Sorgen des Tages vergessen. Machen Sie aus der gewöhnlichen Rasur ein besonderes, erotisches Erlebnis. Kaufen Sie eine gute Rasiercreme oder ein Gel mit köstlichem Duft und natürlichen Bestandteilen, oder verwenden Sie ein verführerisches Aftershave. Nehmen Sie sein Lieblingsparfüm, oder betupfen Sie ihn mit einem Parfüm, das Sie gerne riechen.

Stellen Sie alles, was Sie benötigen, in Reichweite und bitten Sie ihn, sich auf den Rand der Bade-

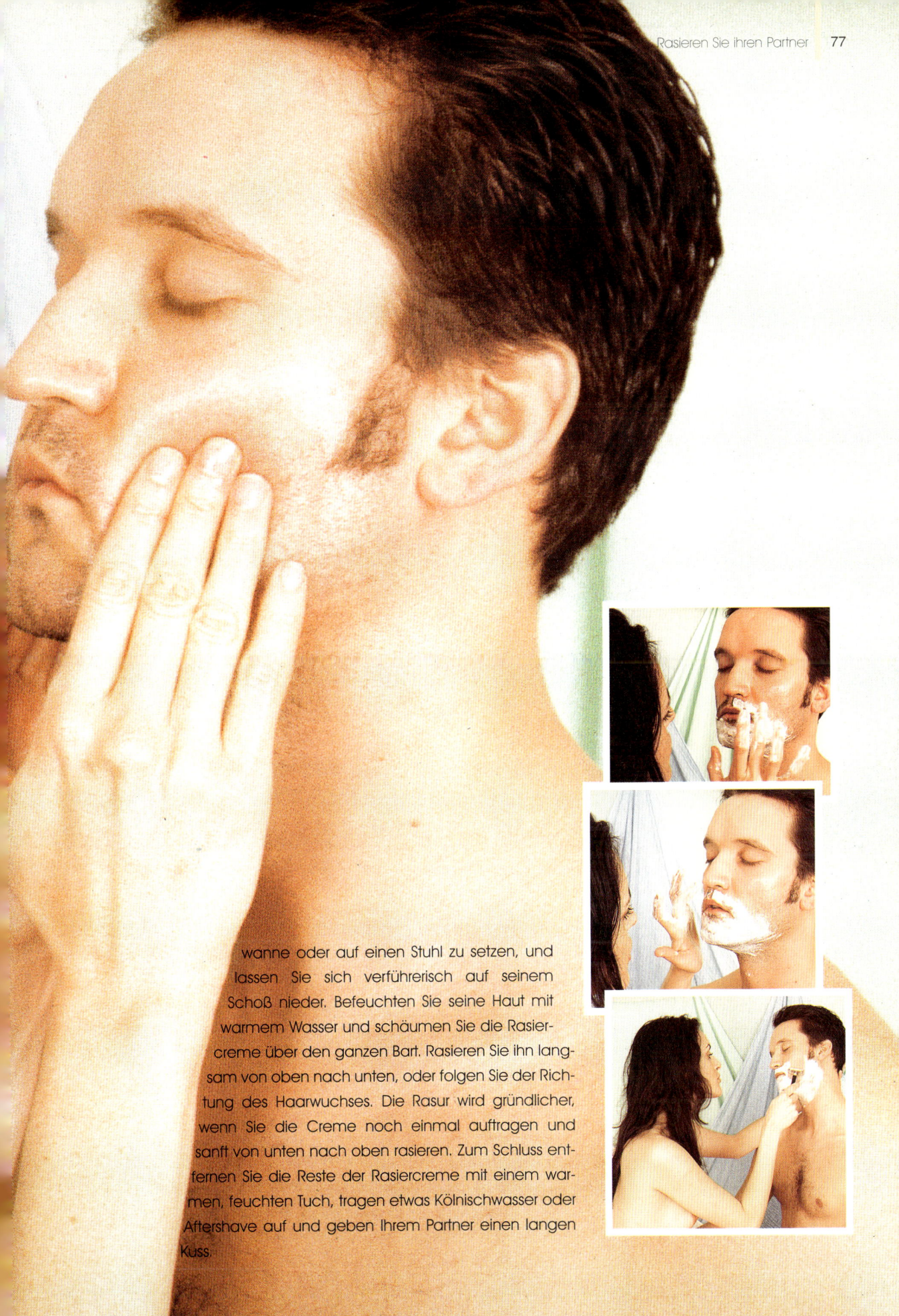

wanne oder auf einen Stuhl zu setzen, und lassen Sie sich verführerisch auf seinem Schoß nieder. Befeuchten Sie seine Haut mit warmem Wasser und schäumen Sie die Rasiercreme über den ganzen Bart. Rasieren Sie ihn langsam von oben nach unten, oder folgen Sie der Richtung des Haarwuchses. Die Rasur wird gründlicher, wenn Sie die Creme noch einmal auftragen und sanft von unten nach oben rasieren. Zum Schluss entfernen Sie die Reste der Rasiercreme mit einem warmen, feuchten Tuch, tragen etwas Kölnischwasser oder Aftershave auf und geben Ihrem Partner einen langen Kuss.

Gemeinsam duschen

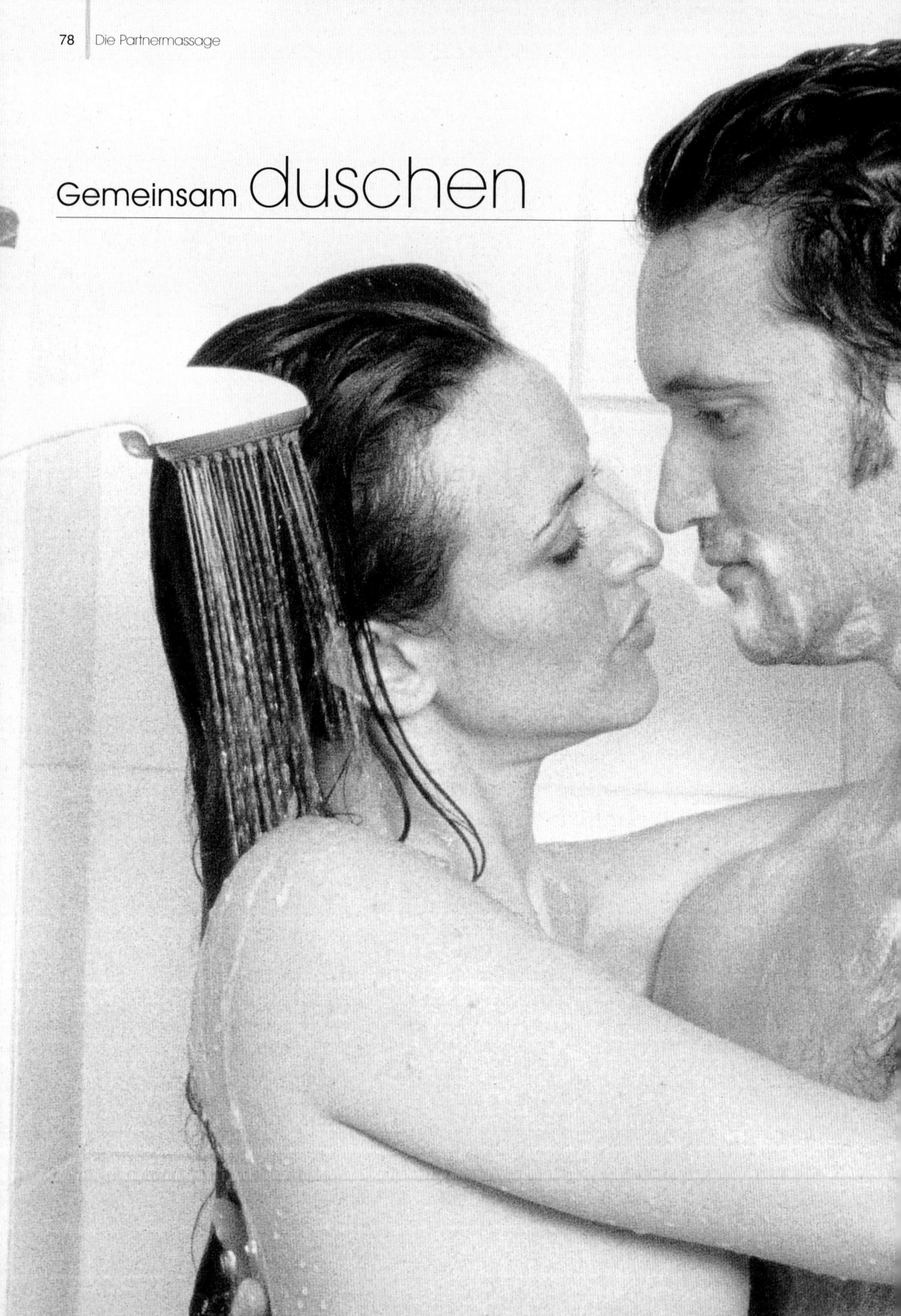

Verwandeln Sie Ihr Badezimmer in einen Tempel der Lust, in dem Ihr Partner sich wohl fühlt. Heizen Sie das Bad, zünden Sie Kerzen an und parfümieren Sie die Luft mit holzigen und würzigen Ölen wie Bergamotte, Basilikum oder Zedernholz. Legen Sie große und kleine Kissen aus und halten Sie warme Handtücher bereit. Verwöhnen Sie Ihren Partner mit seinem Lieblingswein oder einem Glas Champagner. Vor dem Duschen mixen Sie ein sinnliches Massageöl mit einer berauschenden, männlichen Note. Gönnen Sie ihm eine Luxusseife oder ein besonderes Duschgel und ziehen Sie ihn dann langsam und verführerisch aus. Lassen Sie ihn kurz unter der warmen Dusche stehen und das Wasser genießen, das seine Muskeln entspannt.

Stellen Sie sich zu ihm unter die Dusche, umarmen Sie ihn, lassen Sie das herrlich warme Wasser über Ihre Körper rinnen. Waschen Sie nun seinen ganzen Körper zärtlich mit Seifenschaum. Machen Sie dabei langsame, kreisförmige Bewegungen. Spülen Sie den Schaum unter der Dusche ab und tragen Sie das Massageöl auf die saubere Haut auf. Stellen Sie sich hinter Ihren Partner und drücken und massieren Sie sanft, aber fest seine Schultern. Das Wasser verteilt das Öl über den ganzen Körper. Massieren Sie ihn mit dem restlichen Öl und benutzen Sie eine Technik, die er mag. Sie können auch Ihren Körper an seinem reiben – es ist äußerst erregend, wenn zwei nasse, ölige Körper sich eng umschlingen und rhythmisch bewegen. Bleiben Sie nach der Massage eine Weile stehen und genießen Sie das kräftige Aroma der Öle, das der Dampf im Raum verteilt. Verlassen Sie dann die Dusche und trocknen Sie ihn von Kopf bis Fuß mit weichen, warmen Handtüchern ab.

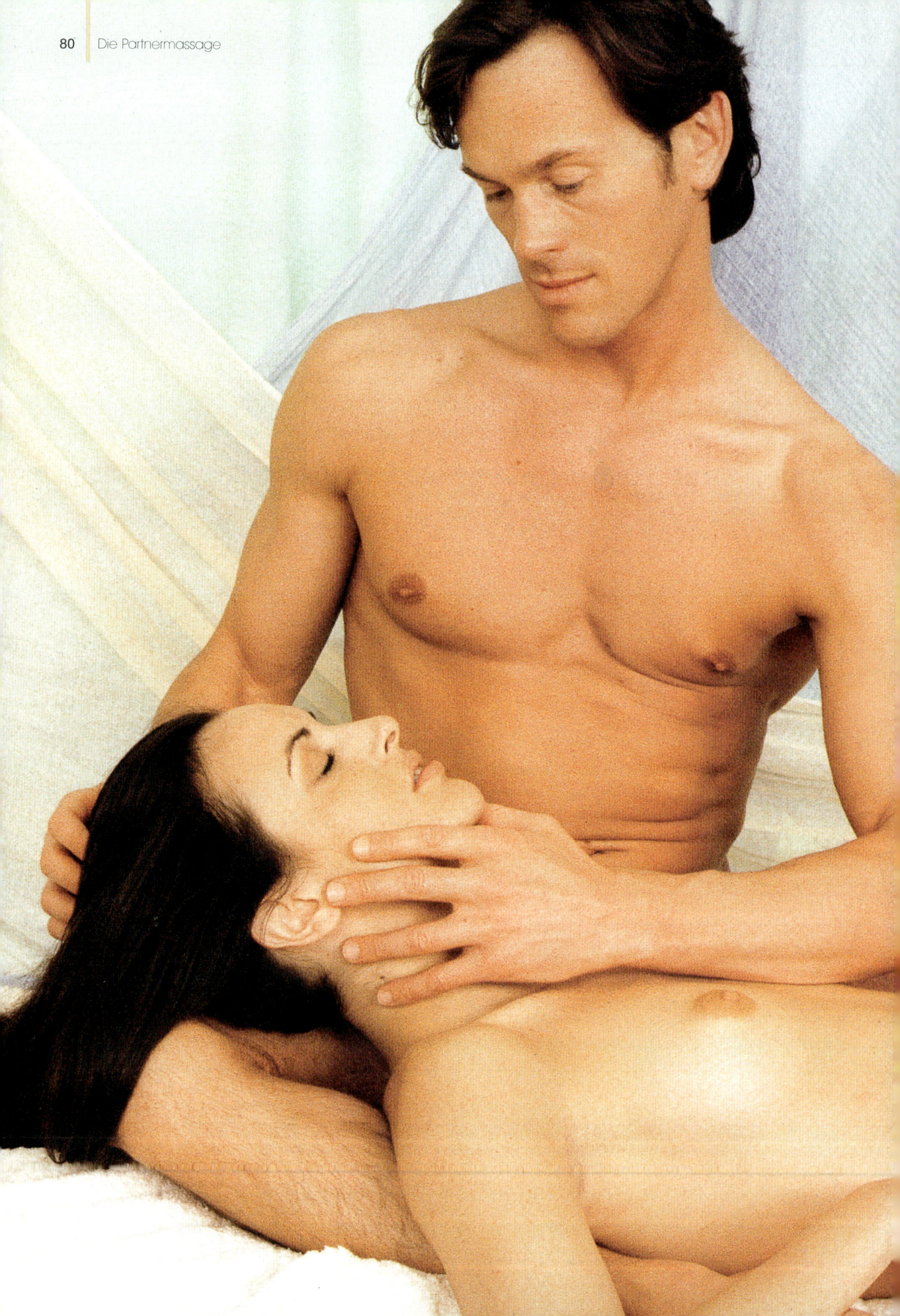

Massieren Sie Ihre Partnerin

Frauen lassen sich gerne verwöhnen und bewundern. Einer der größten Genüsse für Ihre Partnerin ist ein Bad mit sinnlichen, duftenden Ölen und danach eine Haarwäsche mit einem besonders guten Shampoo und einem Pflegemittel. Sie können ihre Kopfhaut mit speziellen Ölen massieren oder ihre Haut mit Seide, Blumen und parfümiertem Massageöl necken und gemeinsam mit Ihr das sinnliche Erlebnis, das Sie ihr bereiten, genießen.

Verwandeln Sie das Zimmer, in dem Sie massieren, in eine paradiesische Kammer wie für eine Göttin. Verwenden Sie sanfte Farben, um den

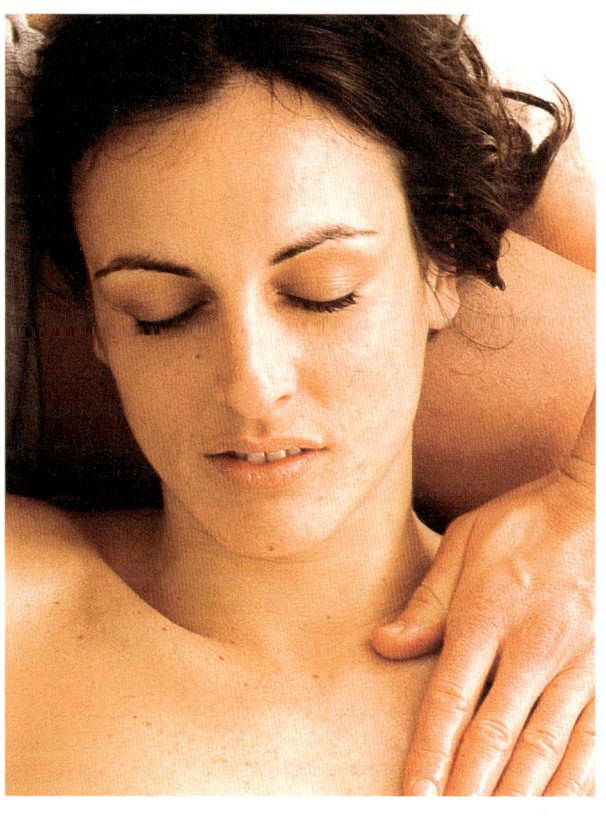

Raum zu dekorieren, und beleuchten Sie ihn mit schimmernden Kerzen. Parfümieren Sie die Luft mit berauschenden Düften, zum Beispiel Ylang-Ylang, Jasmin oder Mimose. Weiße Leintücher oder weiche Decken tragen zum Gelingen der Massage bei. Schmücken Sie das Zimmer mit ihren Lieblingsblumen, deren subtiles Aroma die Luft erfüllt. Führen Sie Ihre Partnerin mit köstlichen exotischen Früchten in Versuchung, die Sie im Raum verteilen, und spielen Sie für sie leise, sinnliche Musik. Wenn alles vorbereitet ist, macht Ihre Partnerin es sich auf dem Massagebett bequem, und Sie beginnen mit der Massage.

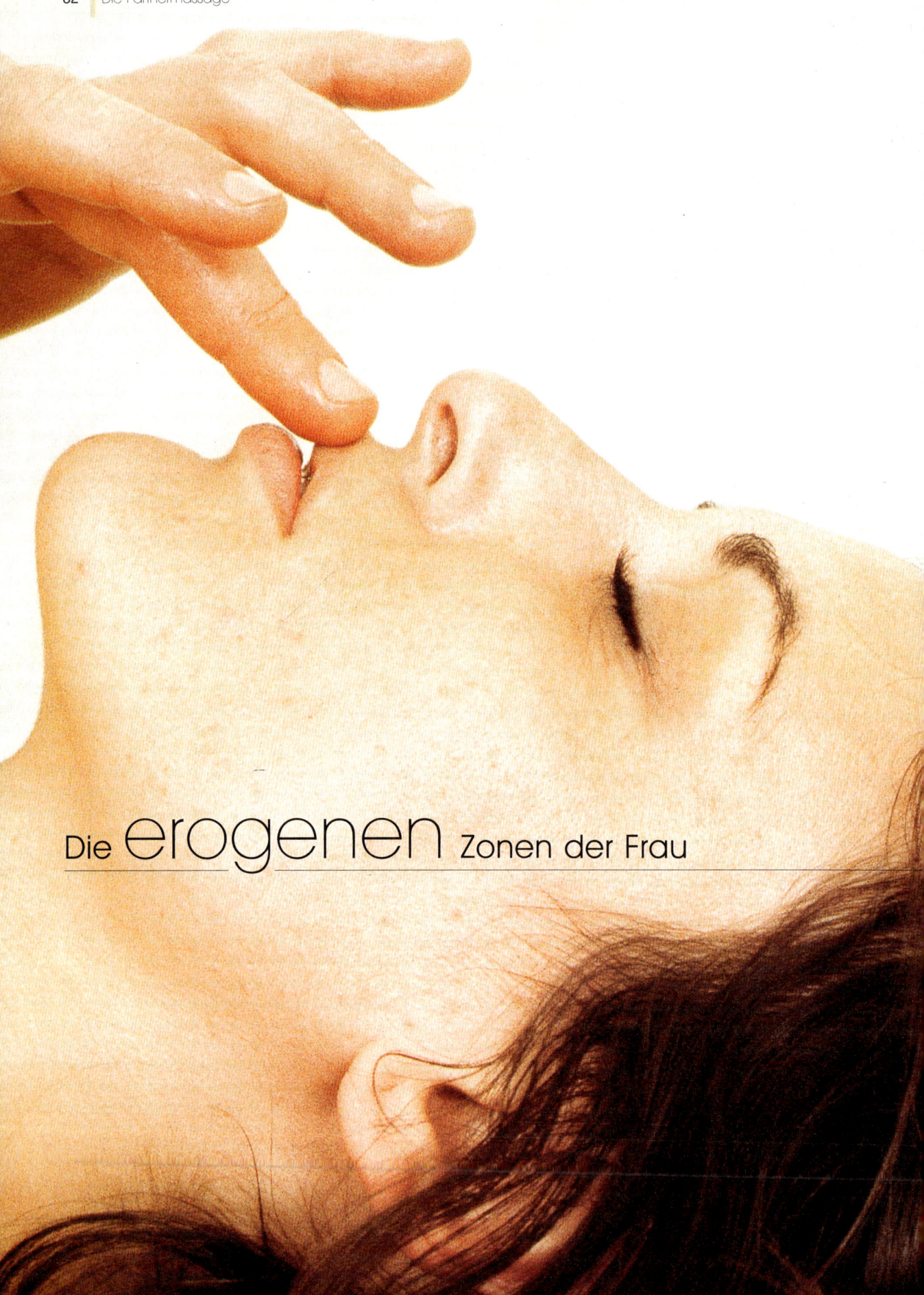

Die erogenen Zonen der Frau

Der weibliche Körper mit seinen Rundungen und der zarten Haut besitzt eine wahre Fülle von erogenen Zonen. Durch Streicheln und Lecken finden Sie heraus, wo Sie Ihre Partnerin am leichtesten erregen können. Nehmen Sie sich beim Massieren zwischendurch Zeit und liebkosen Sie sie dort, wo sie es am meisten mag, um die Wirkung der Massage zu verstärken. Verwöhnen Sie die weichen, zarten Brustwarzen, die kitzligen Zehen und den Nacken. Experimentieren Sie, um herauszufinden, was Ihrer Partnerin gefällt, und mehr über ihren Körper zu lernen.

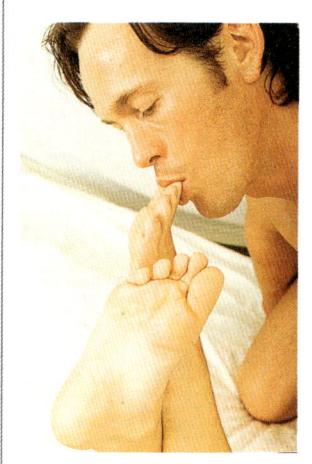

● Kitzlige Zehen

Die Füße, vor allem die Zehen, sind sehr empfindlich. Ziehen Sie ein kleines Tuch oder eine Feder zwischen den Zehen hindurch und über den Fußrücken. Küssen Sie die Füße und Zehen, und pusten Sie auf die Haut.

● Zarte Brustwarzen

Die Brüste sind die offensichtlich erogensten Zonen der Frau. Wenn Sie die Brustwarzen und ihre Umgebung streicheln, jagen Sie Schauer des Entzückens durch den Körper der Partnerin.

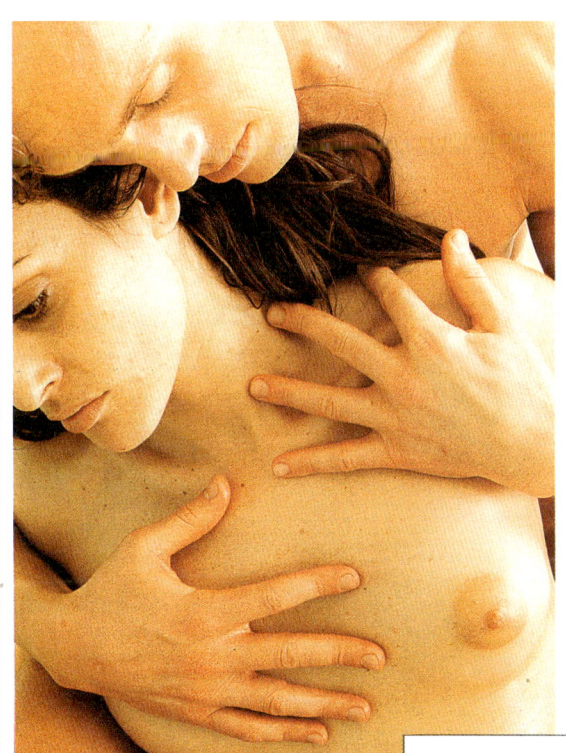

● Der Nacken

Der Nacken ist mit feinen Haaren bewachsen, die sich sträuben, wenn Sie ihn streicheln. So können Sie Liebe und Intimität ausdrücken.

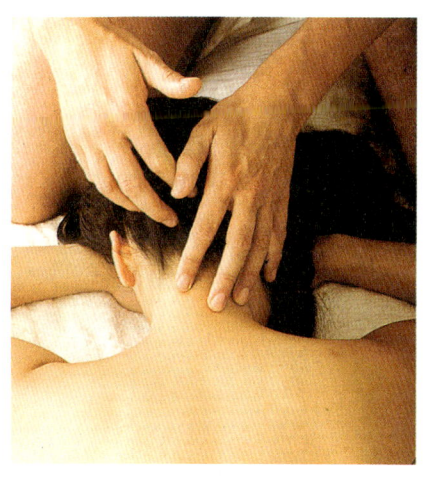

● Der empfindsame Rücken

Wenn Sie diese erogene Zone und den Po sacht streicheln, wandern Wellen der Lust die Wirbelsäule hinauf.

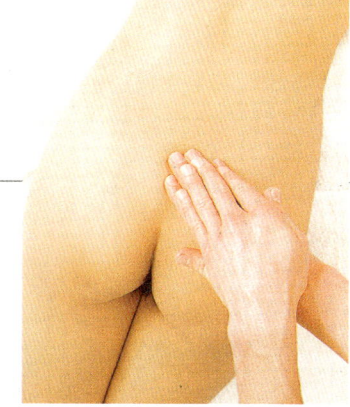

Ätherische Öle für Frauen

Diese Mixturen mit ihren betörenden Aromen eignen sich vor allem für Frauen. Benutzen Sie diese bei der Haarwäsche, oder probieren Sie die Hautöle bei der Gesichts- und Körpermassage. Mischen Sie 4–6 Tropfen eines Öls oder einer Ölmischung mit einem $2/3$ Esslöffel (10 ml) Trägeröl für eine Gesichtsmassage.

Für eine Körpermassage nehmen Sie etwas mehr ätherisches Öl. Für die Kopfhaut geben Sie die ätherischen Öle zu einem Esslöffel (15 ml) Trägeröl, lassen das Gemisch 15 Minuten einwirken und spülen es dann gründlich ab. Anstelle des Öls können Sie für das Haar auch Orangenwasser benutzen.

Normales Haar

TRÄGERÖL:
Mandel

ÄTHERISCHES ÖL:
- 6 Tropfen Lavendel
- 6 Tropfen Geranie

Fettiges Haar

TRÄGERÖL:
Pfirsichkernöl

ÄTHERISCHES ÖL:
- 6 Tropfen Lavendel
- 6 Tropfen Zypresse
- 6 Tropfen Zitrone

Trockenes Haar

TRÄGERÖL:
Jojoba oder
kaltgepresstes Olivenöl

ÄTHERISCHES ÖL:
- 6 Tropfen Lavendel
- 8 Tropfen Sandelholz
- 6 Tropfen Rosmarin

Letzte Spülung

Nehmen Sie 2–3 Tropfen eines der folgenden Öle auf $2/3$ Wasser:

NORMALES HAAR:
Lavendel, Geranie, Orange, Zitrone, Rosmarin

TROCKENES HAAR:
Lavendel, Ylang-Ylang, Sandelholz, Rose

FETTIGES HAAR:
Zitrone, Lavendel, Rosmarin, Weihrauch

Normale Haut

TRÄGERÖL:
Jojoba, Mandel, Nachtkerze

ÄTHERISCHES ÖL:
Lavendel, Rose, Geranie

Fettige Haut

TRÄGERÖL:
Traubenkern, Haselnuss, Mandel

ÄTHERISCHES ÖL:
Lavendel, Geranie, Palmarosa

Trockene Haut

TRÄGERÖL:
Jojoba,
Avocado,
Aprikosen-
kern

ÄTHERISCHES ÖL:
Neroli, Kamille,
Palmarosa

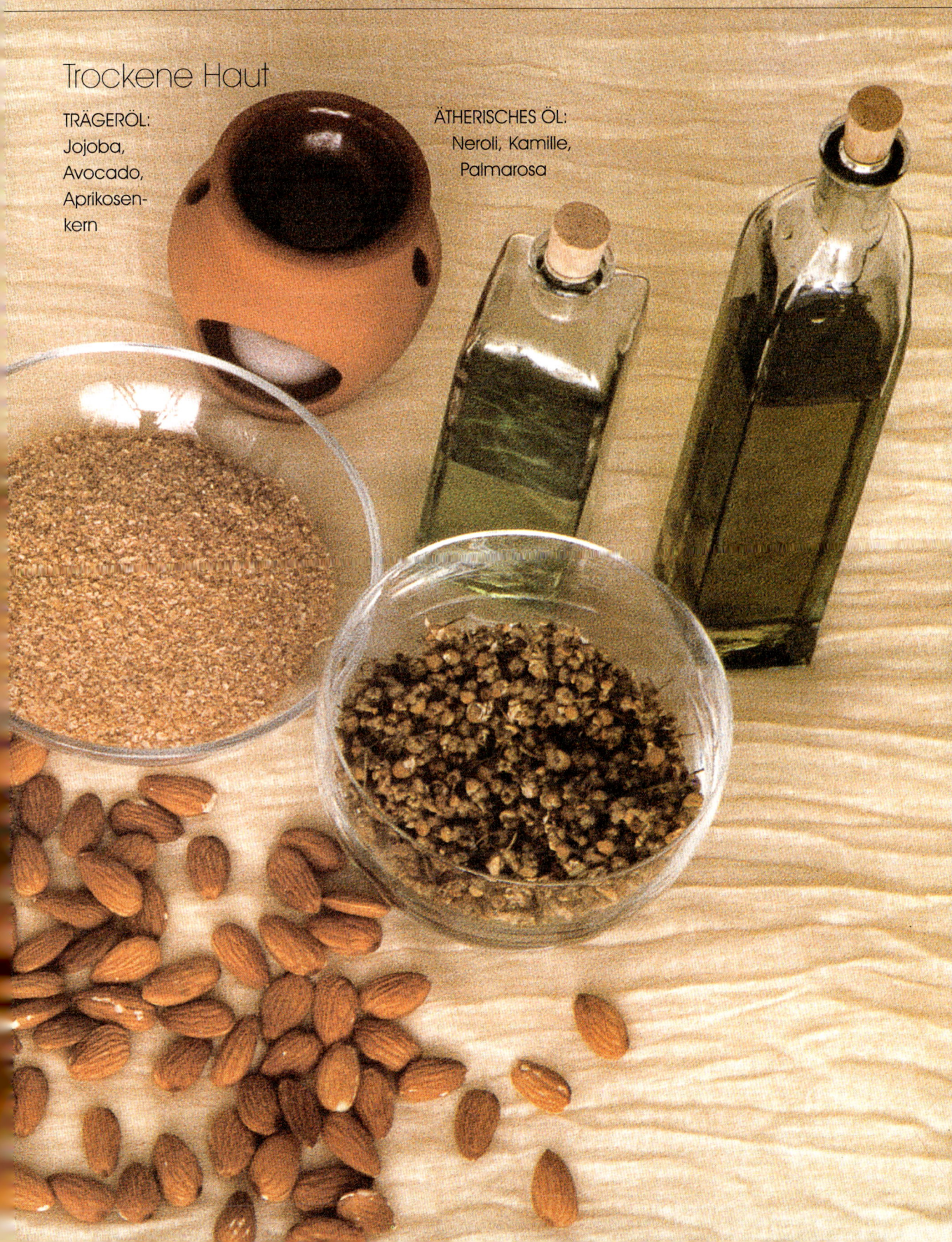

Waschen Sie ihr das Haar

Für eine Frau gibt es kaum ein angenehmeres und sinnlicheres Erlebnis als eine Haarwäsche mit ihrem Lieblingsshampoo oder mit einer Mischung aus ätherischen Ölen. Was normalerweise reine Routine ist, wird zu einem großen Vergnügen, wenn sie sich entspannen kann und Sie die Arbeit übernehmen. Bevor Sie ihr das Haar waschen, mischen Sie ätherische Öle und massieren sie in die Kopfhaut ein. Dadurch bekommt das Haar einen schimmernden Glanz und einen betörenden Duft. Ihre Partnerin kann dabei in der Wanne sitzen oder mit leicht zurückgelegtem Kopf auf dem Rand.

Befeuchten Sie das Haar und tragen Sie das Shampoo oder Öl auf. Massieren Sie die Kopfhaut vom Haaransatz bis zum Hinterkopf und zurück mit den Fingerspitzen. Anschließend fangen Sie an der Seite des Gesichts an. Machen Sie kleine, kreisförmige Bewegungen. Legen Sie dann eine Hand flach auf den Nacken und die andere auf die Stirn. Die Finger sind gespreizt und zeigen zur anderen Hand. Ziehen Sie die Hände über die Kopfhaut, bis die Finger verschränkt sind, und heben Sie dann das Haar hoch. Kämmen Sie das Haar mit den Fingerspitzen oder Fingernägeln von den Wurzeln bis zu den Spitzen. Beginnen Sie vorne am Haaransatz und machen Sie weiter bis zum Nacken, wobei eine Hand der anderen fließend folgt.

Massieren Sie die gesamte Kopfhaut mit den Fingerspitzen und machen Sie dabei große, kreisförmige Bewegungen. Haaröl sollte unter einem warmen Handtuch etwa 10 Minuten einwirken, bevor Sie es mit Shampoo und Wasser entfernen. Zum Schluss träufeln Sie ein paar Tropfen ätherisches Öl in kühles Wasser, spülen das Haar, trocknen es und hüllen es in ein warmes Handtuch.

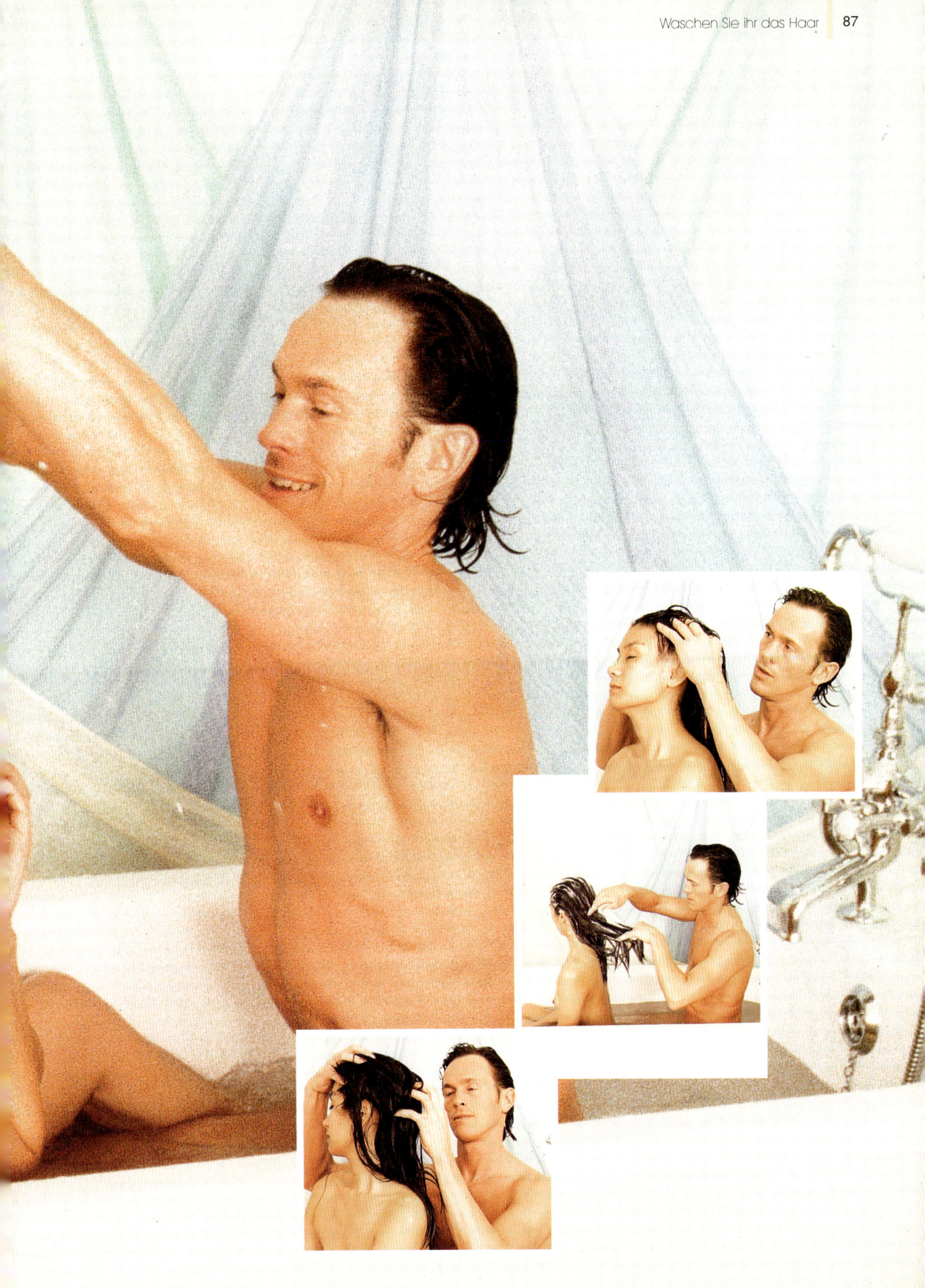

Kopfhautmassage

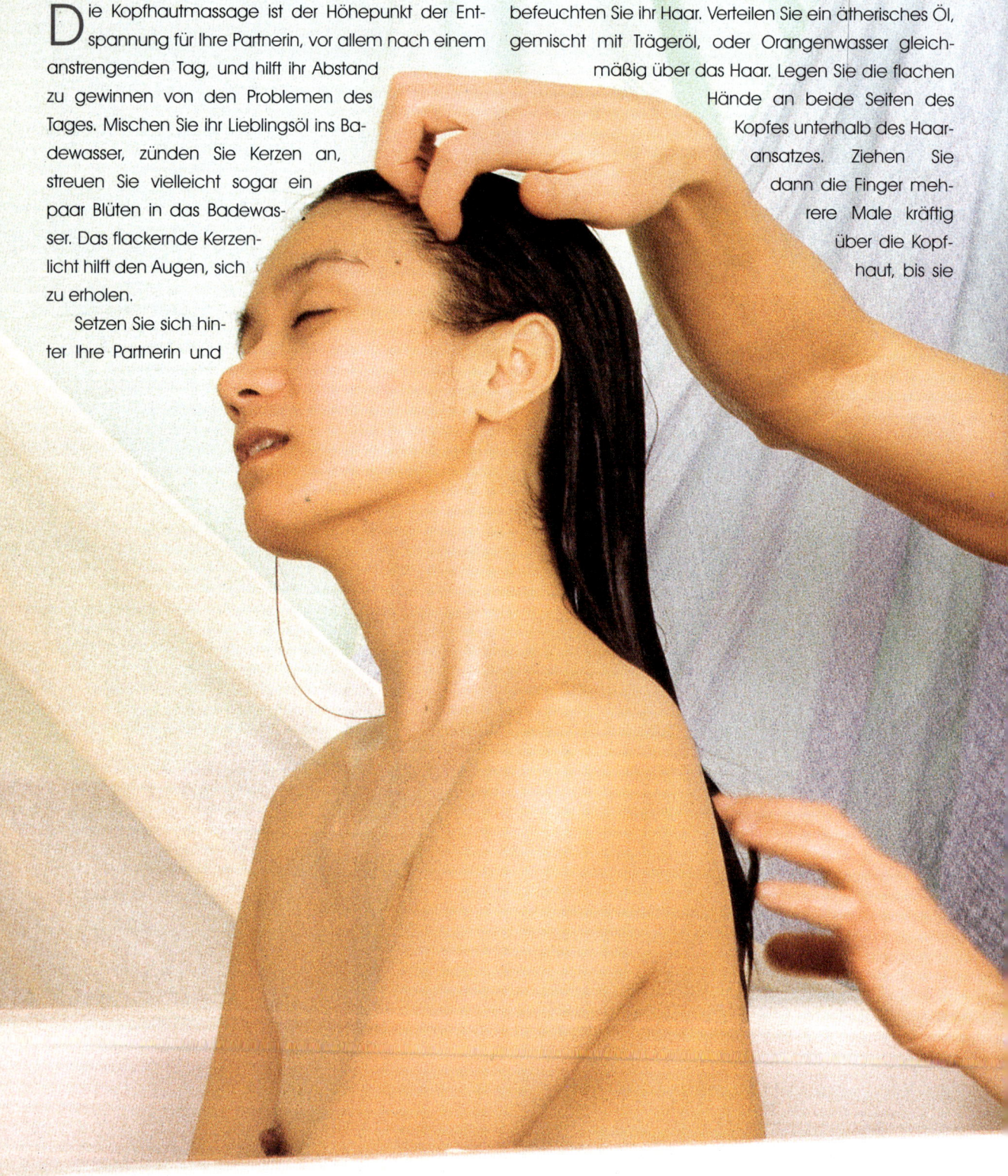

Die Kopfhautmassage ist der Höhepunkt der Entspannung für Ihre Partnerin, vor allem nach einem anstrengenden Tag, und hilft ihr Abstand zu gewinnen von den Problemen des Tages. Mischen Sie ihr Lieblingsöl ins Badewasser, zünden Sie Kerzen an, streuen Sie vielleicht sogar ein paar Blüten in das Badewasser. Das flackernde Kerzenlicht hilft den Augen, sich zu erholen.

Setzen Sie sich hinter Ihre Partnerin und befeuchten Sie ihr Haar. Verteilen Sie ein ätherisches Öl, gemischt mit Trägeröl, oder Orangenwasser gleichmäßig über das Haar. Legen Sie die flachen Hände an beide Seiten des Kopfes unterhalb des Haaransatzes. Ziehen Sie dann die Finger mehrere Male kräftig über die Kopfhaut, bis sie sich vom Haar lösen und heben Sie das Haar anschließend sanft so hoch wie möglich. Wiederholen Sie diese Massage von der Basis des Nackens bis zur Stirn und zurück. Legen Sie die Fingerspitzen auf den vorderen und hinteren Haaransatz

und massieren Sie die Kopfhaut mit kleinen, kreisförmigen Bewegungen von einem Haaransatz zum anderen. Wiederholen Sie diese Massage an beiden Seiten des Kopfes oberhalb der Ohren. Zum Schluss ziehen Sie die Fingernägel vom Haaransatz über den Kopf bis zur Basis des Nackens und fahren dabei mit den Fingern durch das Haar. Wiederholen Sie das mehrere Male zur absoluten Entspannung.

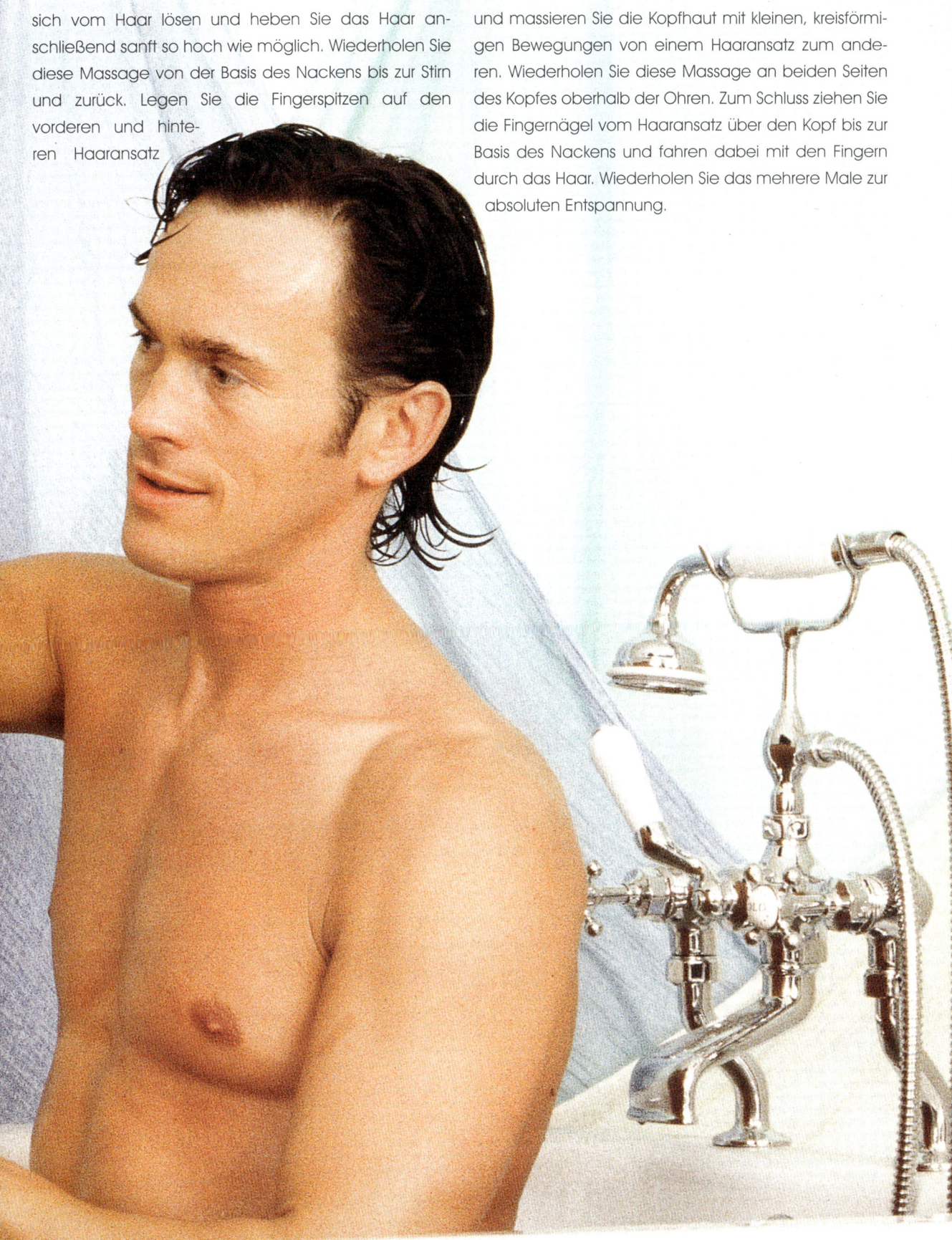

KAPITEL 4
Massagetechniken aus aller Welt

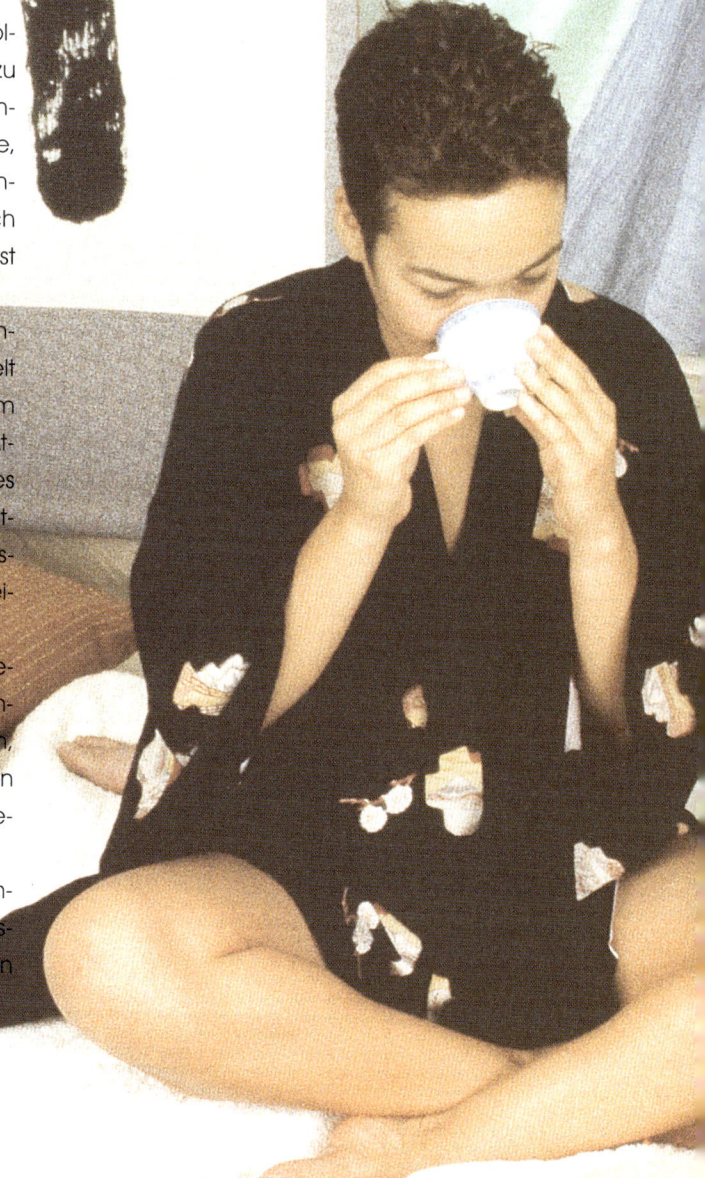

Seit uralten Zeiten wird die Massage bei vielen Völkern benutzt, um die Gesundheit zu fördern, um zu verführen und einfach für das Vergnügen, zwei Menschen einander nahe zu bringen. Rituale und Tänze, aber auch exquisite Öle ergänzen die Massage. Die Indianer verstärken die Wirkung der Massage durch rhythmisches Trommeln, das eine Art Hypnose auslöst und die Sinne weckt.

Schon die Vorbereitung kann eine magische Erfahrung sein. Suchen Sie sich einen schönen Teil der Welt aus und rufen Sie die Erinnerung an ihn wach, indem Sie den Massageraum fantasievoll gestalten. Die Atmosphäre eines fernen Landes unterstützt Ihr sinnliches Spiel. Nehmen Sie zum Beispiel Indien mit seinen kostbaren Stoffen, den satten Farben und den geheimnisvollen Düften. Servieren Sie der Partnerin delikate Speisen und Getränke aus ihrem Lieblingsland.

Experimentieren Sie gemeinsam mit den verschiedenen Massagetechniken – mit den langen, fließenden, sinnlichen Bewegungen und den kostbaren Ölen, die man in Ägypten anwendet, oder mit der ruhigen Chakramassage, mit der man in Indien diese Energiezentren öffnet.

Alle Methoden können einander ergänzen. Sie können eine Technik auswählen und in Ihre Grundmassage integrieren. Verwöhnen Sie damit Ihre Partnerin und lassen Sie sich von ihr verwöhnen.

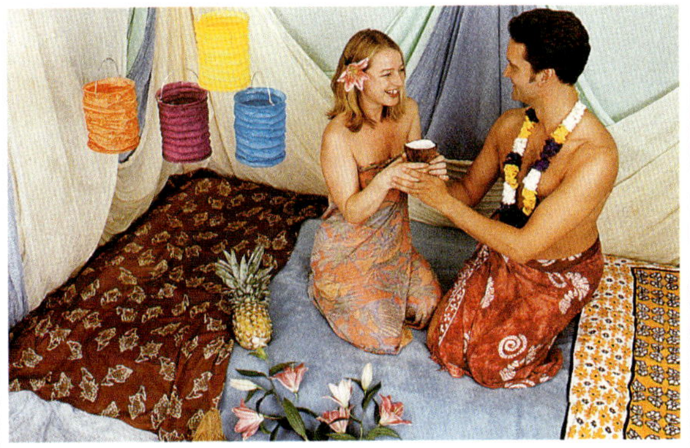

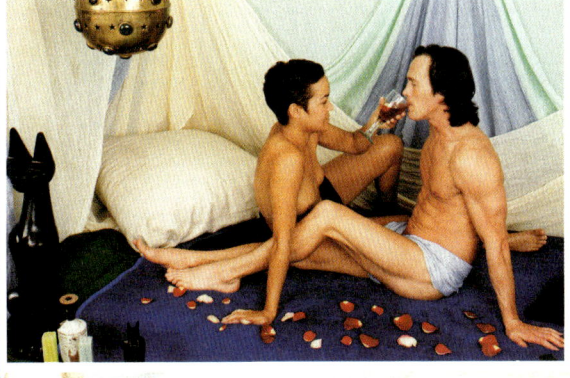

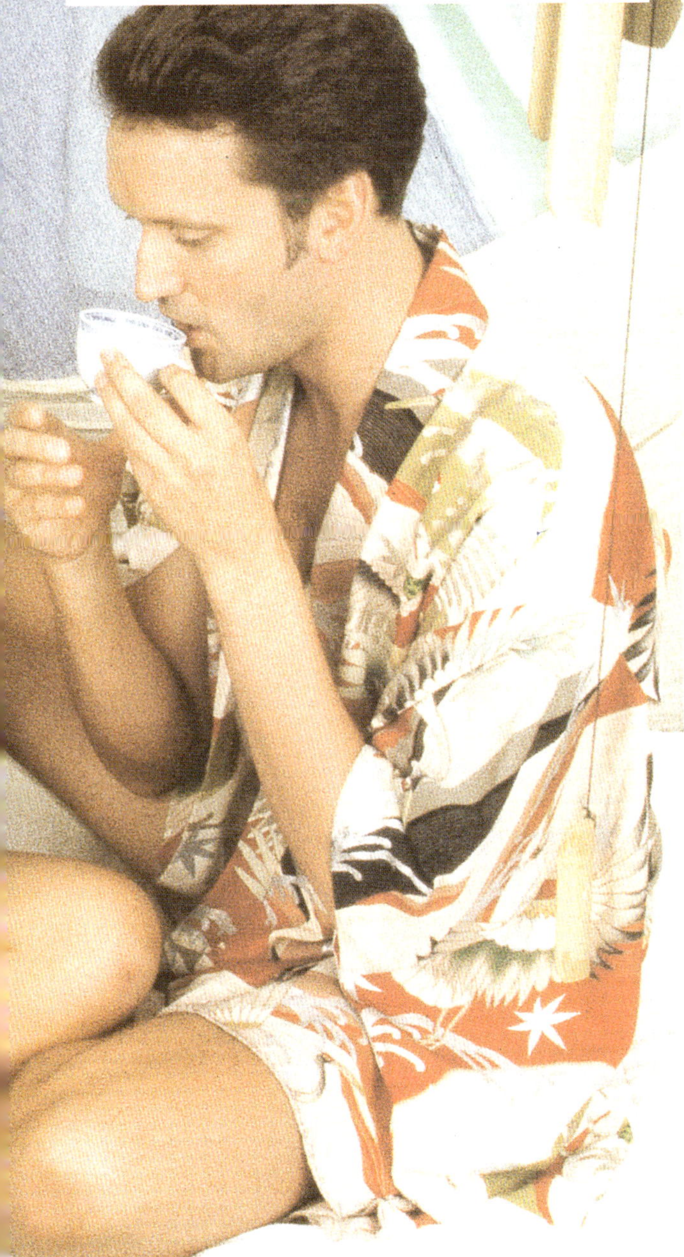

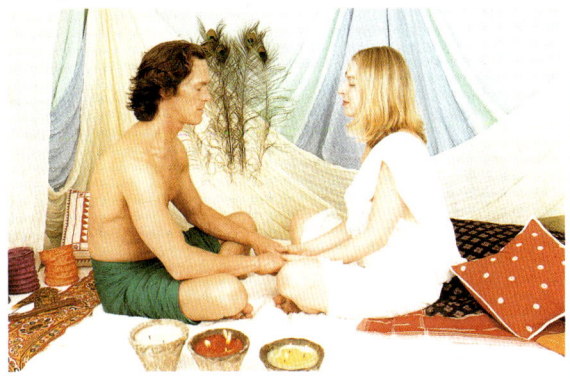

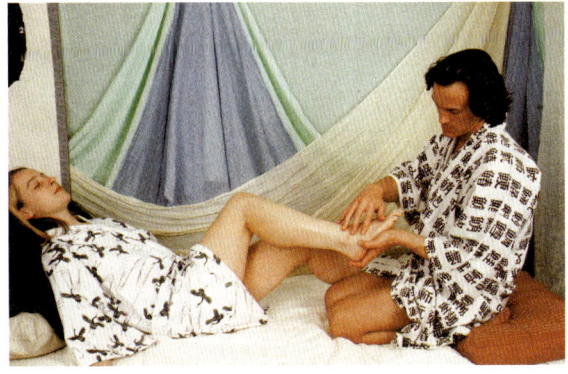

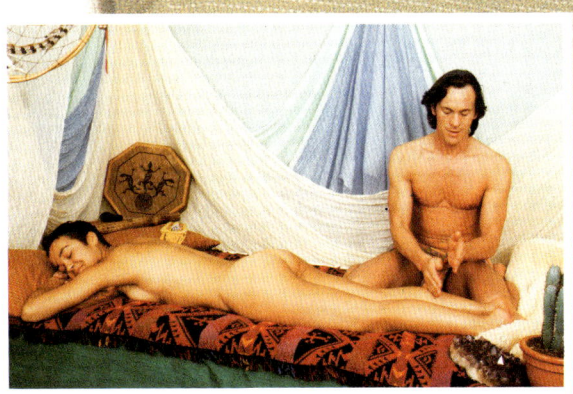

Links: Massage in China. Links oben bis unten: Massage in Hawaii, Ägypten, Indien, Japan und bei den Indianern.

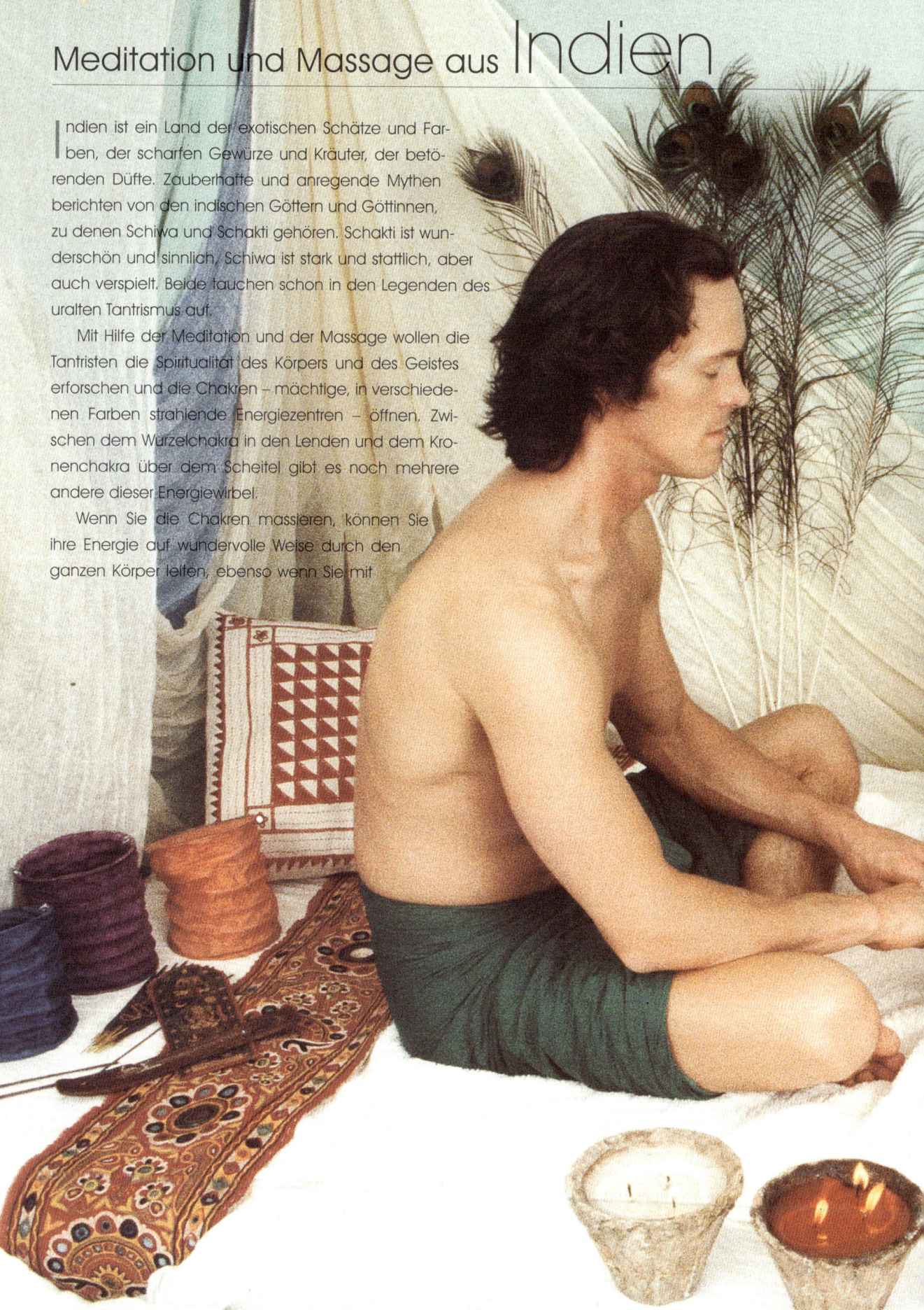

Meditation und Massage aus Indien

Indien ist ein Land der exotischen Schätze und Farben, der scharfen Gewürze und Kräuter, der betörenden Düfte. Zauberhafte und anregende Mythen berichten von den indischen Göttern und Göttinnen, zu denen Schiwa und Schakti gehören. Schakti ist wunderschön und sinnlich, Schiwa ist stark und stattlich, aber auch verspielt. Beide tauchen schon in den Legenden des uralten Tantrismus auf.

Mit Hilfe der Meditation und der Massage wollen die Tantristen die Spiritualität des Körpers und des Geistes erforschen und die Chakren – mächtige, in verschiedenen Farben strahlende Energiezentren – öffnen. Zwischen dem Wurzelchakra in den Lenden und dem Kronenchakra über dem Scheitel gibt es noch mehrere andere dieser Energiewirbel.

Wenn Sie die Chakren massieren, können Sie ihre Energie auf wundervolle Weise durch den ganzen Körper leiten, ebenso wenn Sie mit

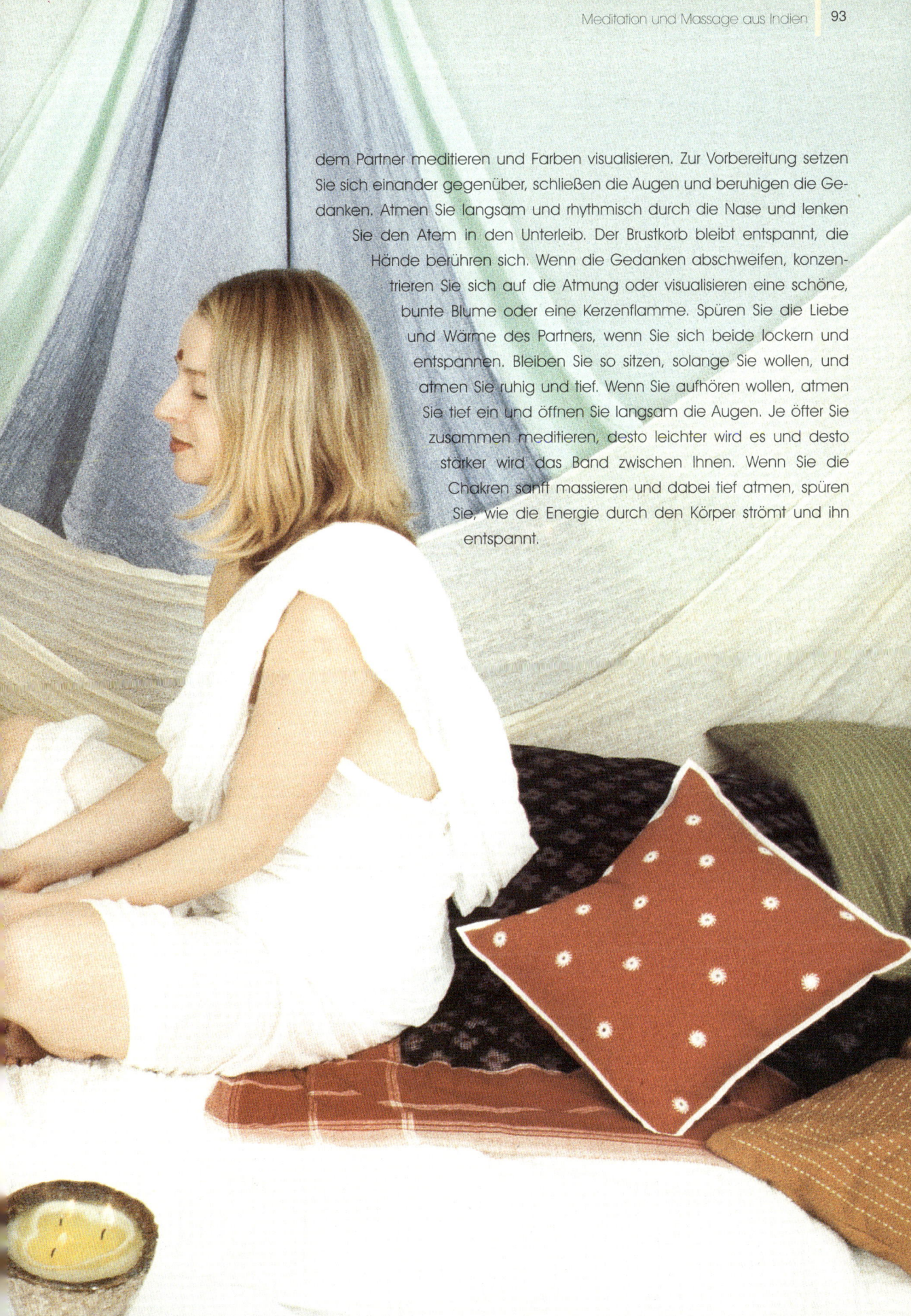

dem Partner meditieren und Farben visualisieren. Zur Vorbereitung setzen Sie sich einander gegenüber, schließen die Augen und beruhigen die Gedanken. Atmen Sie langsam und rhythmisch durch die Nase und lenken Sie den Atem in den Unterleib. Der Brustkorb bleibt entspannt, die Hände berühren sich. Wenn die Gedanken abschweifen, konzentrieren Sie sich auf die Atmung oder visualisieren eine schöne, bunte Blume oder eine Kerzenflamme. Spüren Sie die Liebe und Wärme des Partners, wenn Sie sich beide lockern und entspannen. Bleiben Sie so sitzen, solange Sie wollen, und atmen Sie ruhig und tief. Wenn Sie aufhören wollen, atmen Sie tief ein und öffnen Sie langsam die Augen. Je öfter Sie zusammen meditieren, desto leichter wird es und desto stärker wird das Band zwischen Ihnen. Wenn Sie die Chakren sanft massieren und dabei tief atmen, spüren Sie, wie die Energie durch den Körper strömt und ihn entspannt.

Chakramassage

Bei der Chakramassage nutzen Sie die Meditation, um positive Energien in den sieben Chakren zu konzentrieren. Das Bild auf der folgenden Seite zeigt, wo die Chakren sich befinden und wie sie mit dem übrigen Körper verbunden sind.

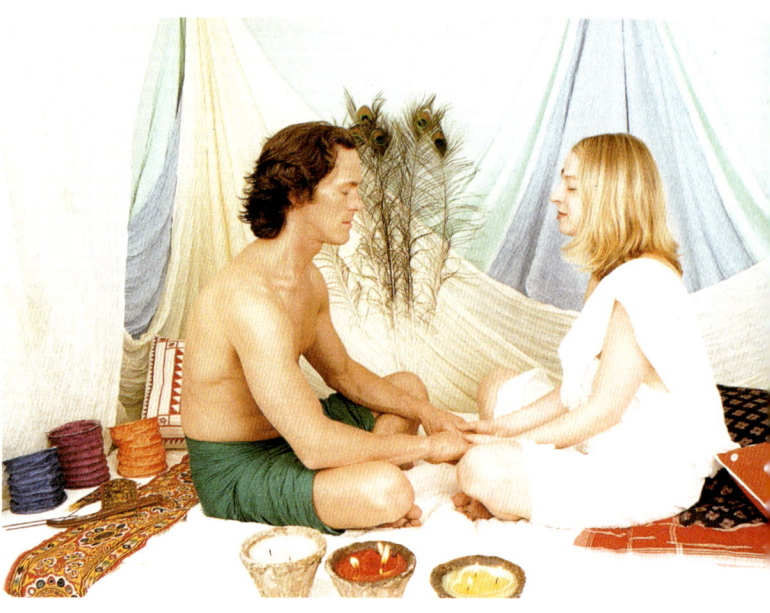

1 Sie sitzen einander gegenüber und meditieren. Konzentrieren Sie sich und lassen Sie die Energie zwischen sich und der Partnerin fließen. Dann legt die Partnerin sich auf den Rücken und Sie legen die Hände auf das Wurzelchakra, schließen die Augen und entspannen sich. Visualisieren Sie ein leidenschaftliches Rot, das durch Ihre Arme in die Partnerin strömt.

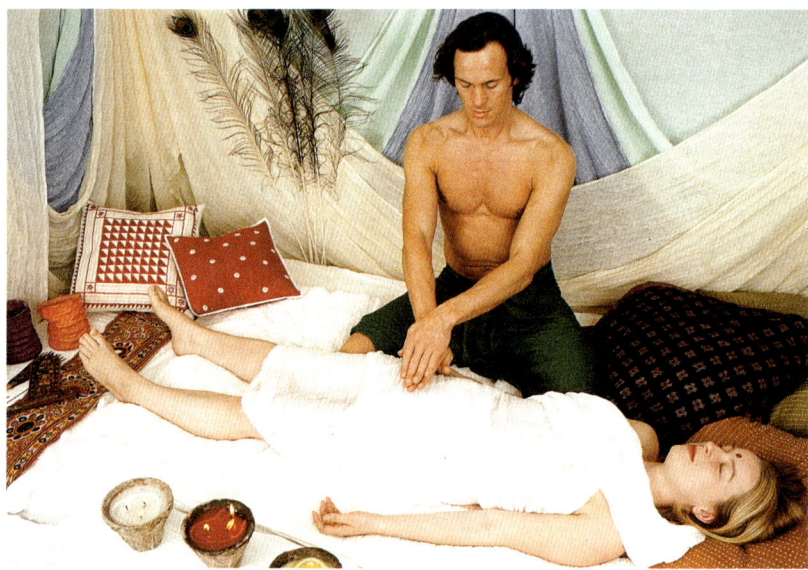

2 Bleiben Sie ein paar Sekunden in dieser Position und stellen Sie sich dann eine schöne rote Blüte, die sich langsam öffnet, vor. Danach senden Sie der Partnerin Gedanken von Liebe und Wohlgefühl. Entspannen Sie sich eine Weile und wenden Sie sich dem nächsten Chakra und seiner Farbe zu.

3 Während Sie die Chakren behandeln, visualisiert die Partnerin Farben und Bilder. Dabei lässt sie sich von der Natur inspirieren. Widmen Sie sich zum Schluss, wenn Ihre Energie geströmt ist, dem Kronenchakra, warten Sie ein paar Minuten und versuchen Sie dann eine sanfte Massage.

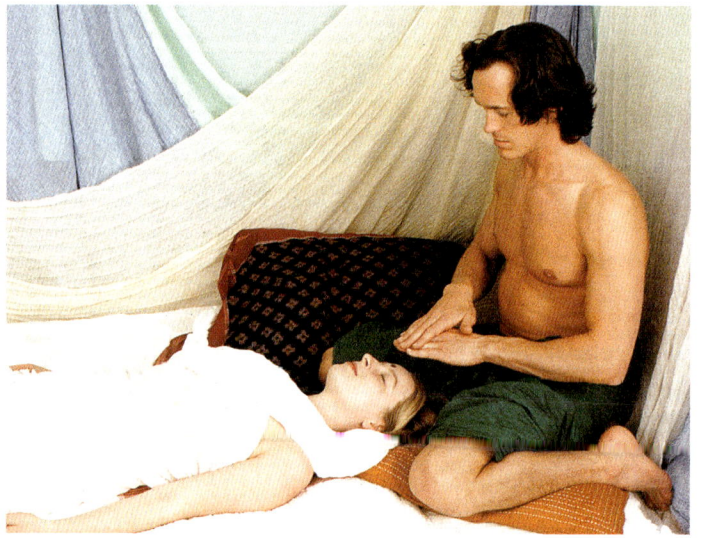

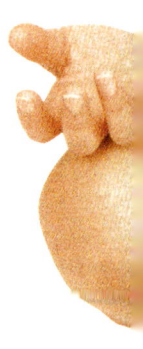

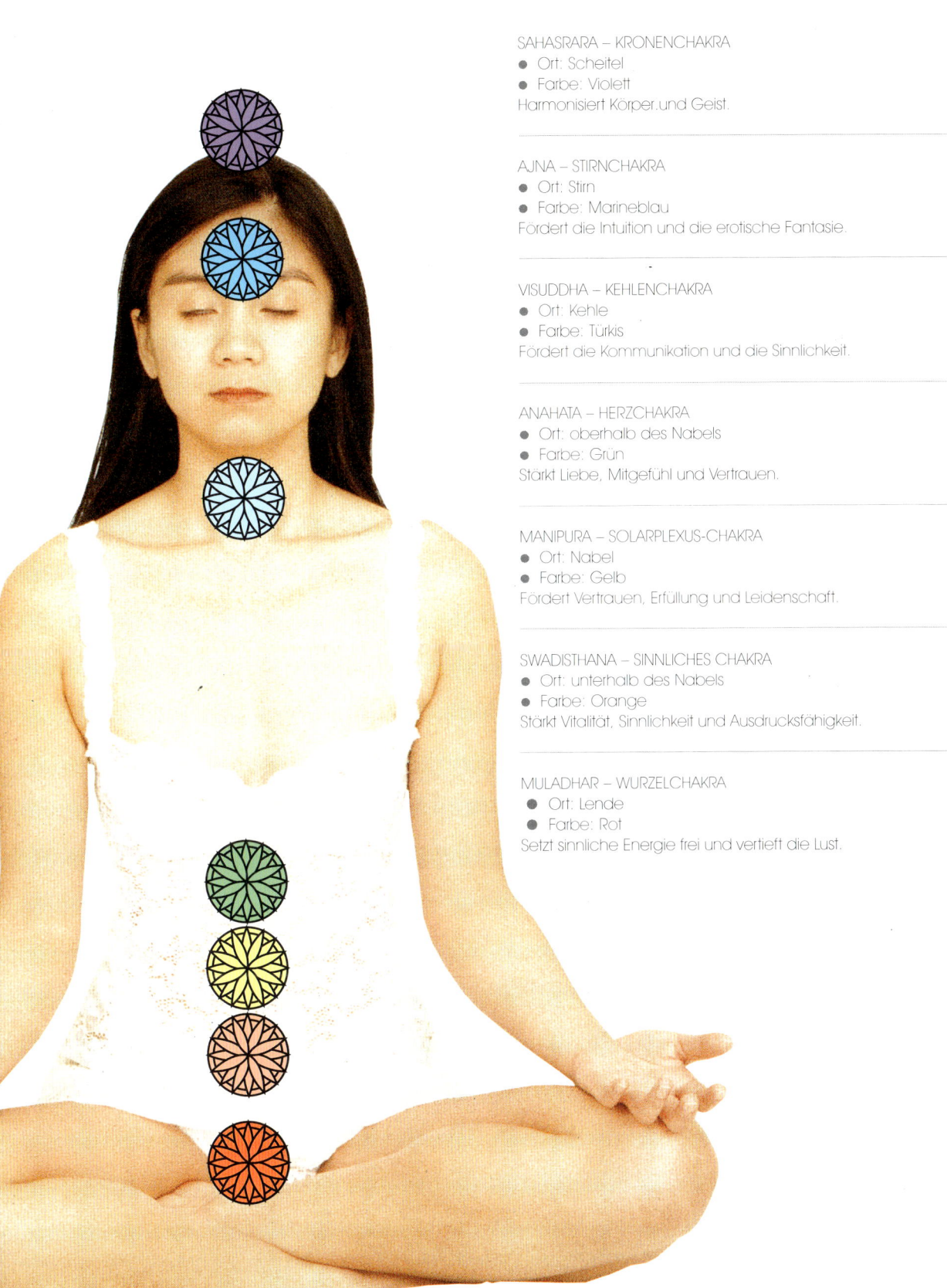

Die Chakren

SAHASRARA – KRONENCHAKRA
- Ort: Scheitel
- Farbe: Violett

Harmonisiert Körper und Geist.

AJNA – STIRNCHAKRA
- Ort: Stirn
- Farbe: Marineblau

Fördert die Intuition und die erotische Fantasie.

VISUDDHA – KEHLENCHAKRA
- Ort: Kehle
- Farbe: Türkis

Fördert die Kommunikation und die Sinnlichkeit.

ANAHATA – HERZCHAKRA
- Ort: oberhalb des Nabels
- Farbe: Grün

Stärkt Liebe, Mitgefühl und Vertrauen.

MANIPURA – SOLARPLEXUS-CHAKRA
- Ort: Nabel
- Farbe: Gelb

Fördert Vertrauen, Erfüllung und Leidenschaft.

SWADISTHANA – SINNLICHES CHAKRA
- Ort: unterhalb des Nabels
- Farbe: Orange

Stärkt Vitalität, Sinnlichkeit und Ausdrucksfähigkeit.

MULADHAR – WURZELCHAKRA
- Ort: Lende
- Farbe: Rot

Setzt sinnliche Energie frei und vertieft die Lust.

Exotische Massage aus Hawaii

Hawaii, die schöne Insel der Orchideen, mit ihren weichen Sandstränden und dem warmen, azurblauen Wasser, ist ein Paradies voller exotischer, sinnlicher Früchte, Blüten und sanft wogender Palmen. Dort verbanden einst die mächtigen Kahuna-Priester Massage und Meditation, um Körper und Geist zu beruhigen. Viele beneideten sie wegen ihres langen und erfüllten Lebens, das sie auf die tägliche Massage zurückführten. Diese Massage ist auf Hawaii und in anderen Teilen der Welt heute noch beliebt, weil sie dieses Gefühl von Gesundheit, Zufriedenheit und Ruhe bringt.

Verwandeln Sie das Zimmer mit duftenden, exotischen Ölen wie Kokosnuss,

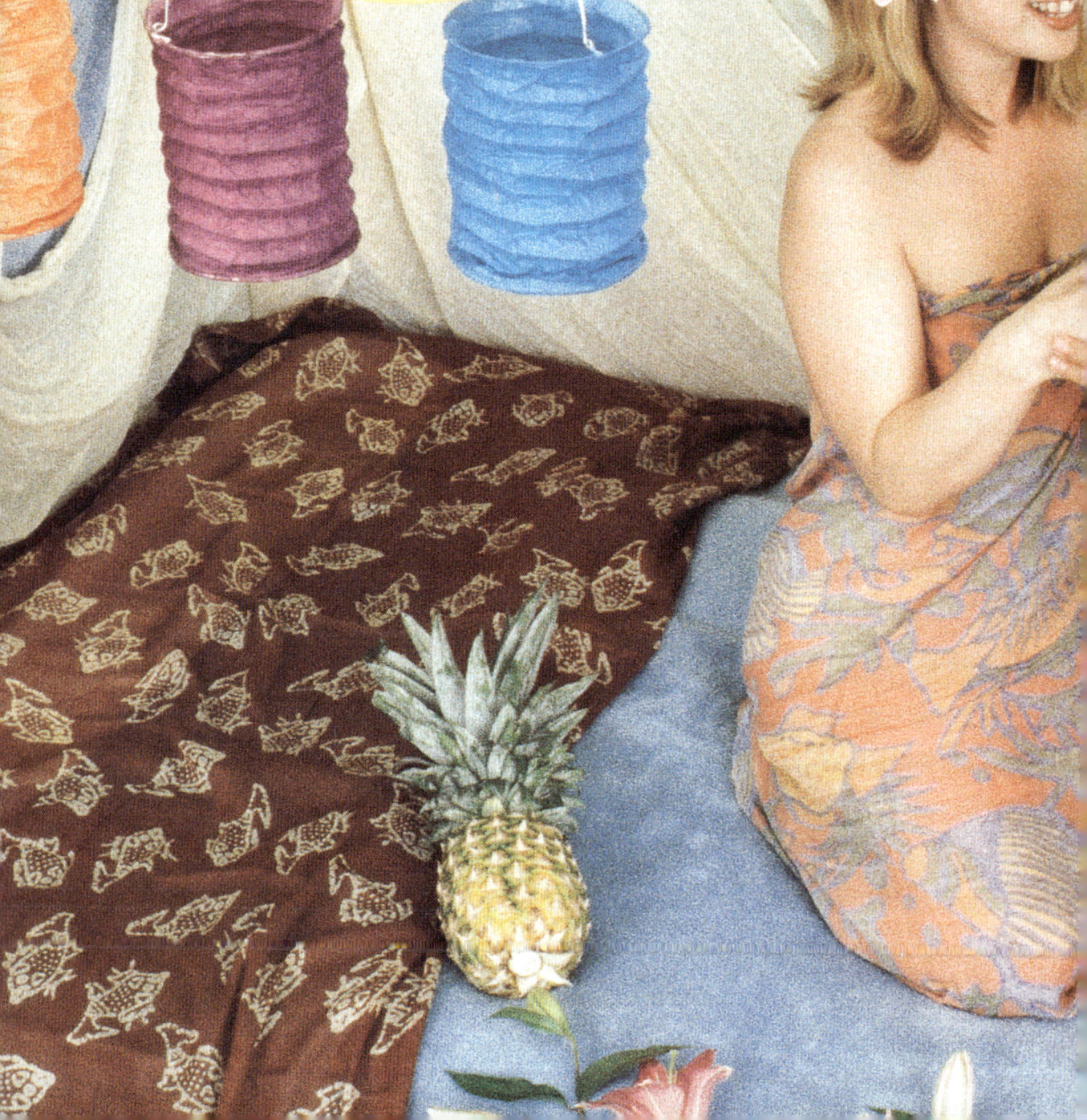

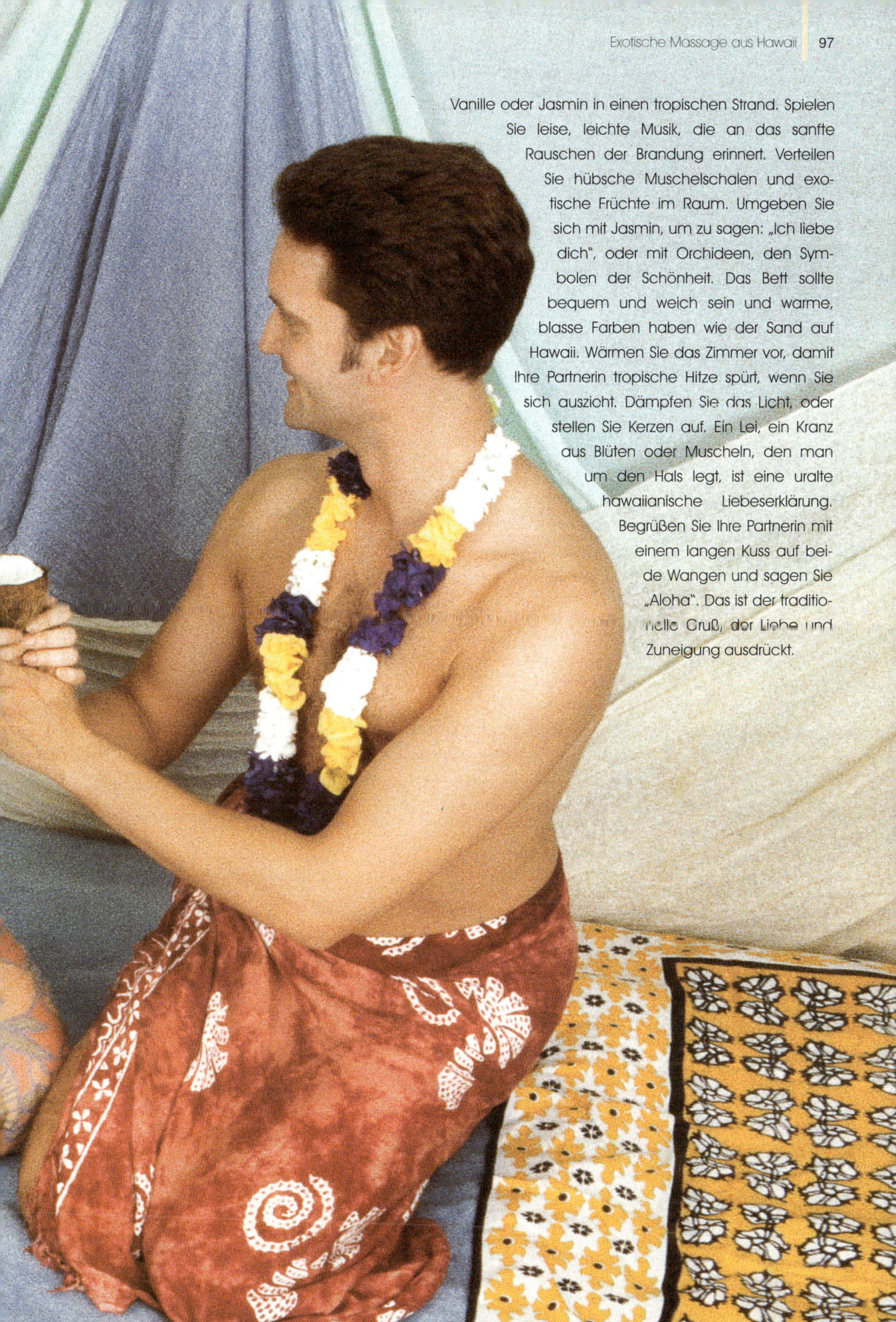

Vanille oder Jasmin in einen tropischen Strand. Spielen Sie leise, leichte Musik, die an das sanfte Rauschen der Brandung erinnert. Verteilen Sie hübsche Muschelschalen und exotische Früchte im Raum. Umgeben Sie sich mit Jasmin, um zu sagen: „Ich liebe dich", oder mit Orchideen, den Symbolen der Schönheit. Das Bett sollte bequem und weich sein und warme, blasse Farben haben wie der Sand auf Hawaii. Wärmen Sie das Zimmer vor, damit Ihre Partnerin tropische Hitze spürt, wenn Sie sich auszieht. Dämpfen Sie das Licht, oder stellen Sie Kerzen auf. Ein Lei, ein Kranz aus Blüten oder Muscheln, den man um den Hals legt, ist eine uralte hawaiianische Liebeserklärung. Begrüßen Sie Ihre Partnerin mit einem langen Kuss auf beide Wangen und sagen Sie „Aloha". Das ist der traditionelle Gruß, der Liebe und Zuneigung ausdrückt.

Massage mit den Unterarmen

Bieten Sie der Partnerin vor der Massage einen mit Blüten dekorierten hawaiianischen Cocktail aus exotischen Früchten an, zum Beispiel Mai Tai mit Rum, Orange-Curaçao und Zitronensaft oder Blue Lagoon mit Wodka, blauem Curaçao und Zitronensaft. Sie können auch alkoholfreie exotische Fruchtsäfte mischen.

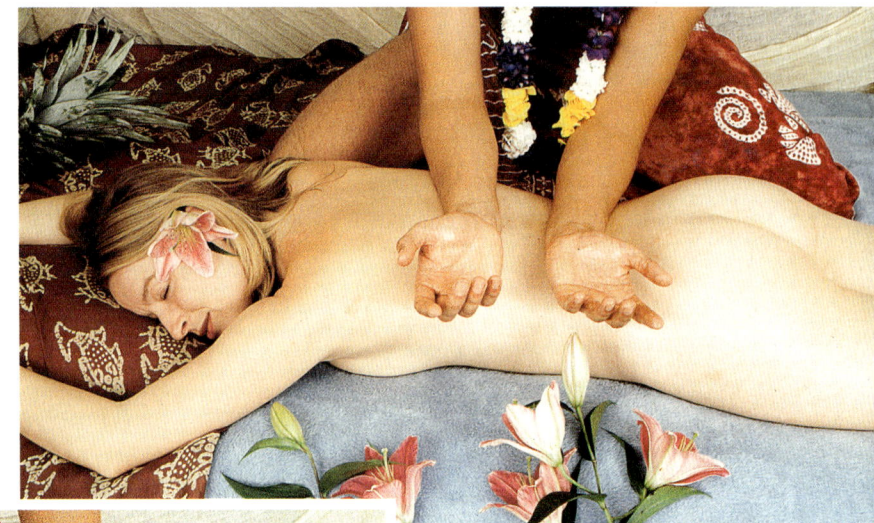

1 Die Partnerin liegt auf dem Bauch und legt die Arme seitlich über den Kopf. Sie knien neben ihr und legen die Hälfte der Unterarme auf ihre Haut. Massieren Sie langsam den Rücken und das Gesäß, indem Sie einen Arm kreisförmig schwingen. Wiederholen Sie die Massage mit dem anderen Arm, dann mit beiden Armen.

2 Legen Sie die Unterarme mitten auf den Rücken und beugen Sie sich behutsam vor. Bewegen Sie die Arme in entgegengesetzte Richtungen, wobei ein Arm zum Hals und der andere zum Ansatz des Oberschenkels gleitet.

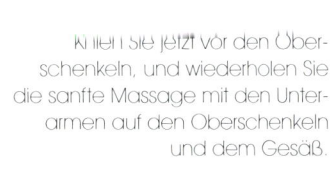

3 Knien Sie jetzt vor den Oberschenkeln, und wiederholen Sie die sanfte Massage mit den Unterarmen auf den Oberschenkeln und dem Gesäß.

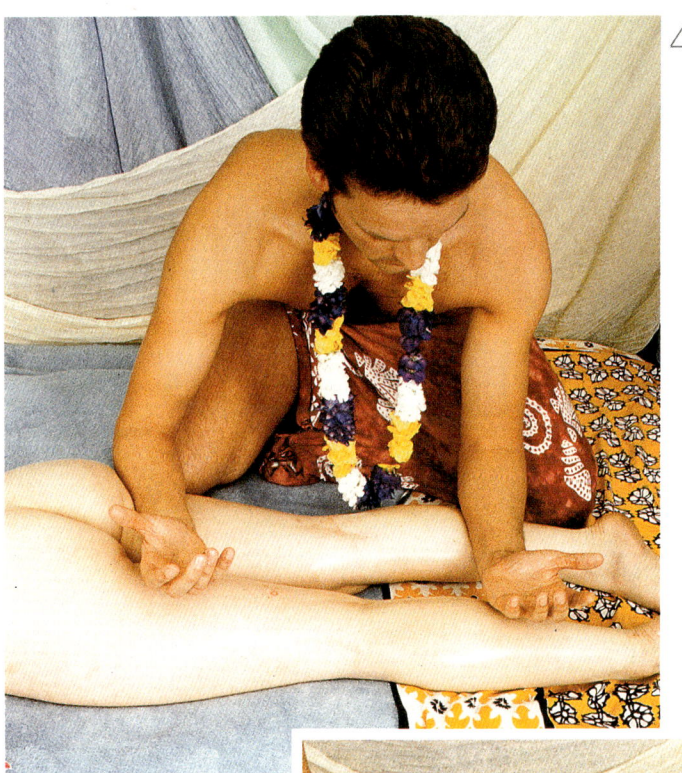

4 | Legen Sie nun die Unterarme leicht neben beide Seiten der Kniekehle und ziehen Sie die Arme auseinander. Der eine Arm gleitet über den Oberschenkel hoch, der andere die Wade hinunter. Streichen Sie auch sanft über die Fersen und die Fußsohlen.

5 | Nehmen Sie jetzt den Kopf der Partnerin zwischen die Knie und legen Sie die Unterarme mit den Handflächen nach oben rechts und links neben die Wirbelsäule. Massieren Sie mit kleinen, kreisförmigen Bewegungen den Rücken, nach unten und zurück. Verlieren Sie dabei nicht das Gleichgewicht!

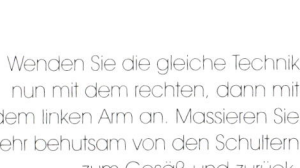

6 | Wenden Sie die gleiche Technik nun mit dem rechten, dann mit dem linken Arm an. Massieren Sie sehr behutsam von den Schultern zum Gesäß und zurück.

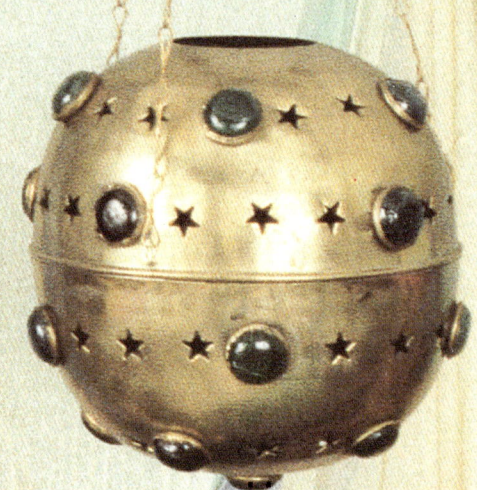

Beruhigende Massage aus Ägypten

Die alten Ägypter waren dafür bekannt, dass sie Bäder und Massagen liebten. Sie benutzten hochwertige Öle aus Blüten und Kräutern, von denen sie sich Gesundheit und ein langes Leben erhofften. Diese Öle galten aber auch als Aphrodisiaka.

Die Ägypter legten großen Wert auf die Kunst der Verführung und auf die Vorbereitung. Sie wollten den Liebesakt dadurch verzaubern und den Partner erregen. Um ihr Ziel zu erreichen, scheuten sie auch umfangreiche Rituale mit Parfümen nicht. Kleopatra badete in warmer Milch und parfümiertem Honig, bevor sie sich mit kostbaren Ölen aus aphrodisischen Kräutern und Blüten massieren ließ. Ihren Partner massierte und erregte sie mit einem Gemisch aus betörenden Ölen, Kräutern und Blüten.

Die alten Ägypter waren davon überzeugt, dass Blüten und Kräuter hochwirksame Aphrodisiaka für junge Paare sind. Man streute schöne, kostspielige Blüten auf das Brautbett und ins Zimmer, um betörende Düfte zu verbreiten. Das half den Jungvermählten, sich zu entspannen, Hemmungen abzulegen und sich in ihrer ersten gemeinsamen Nacht einander hinzugeben.

Kreieren Sie eine ägyptische Kammer des Begehrens, wenn Sie Ihre Beziehung leidenschaftlicher machen wollen. Verwenden Sie sinnliche Stoffe wie Seide oder Satin für die Massagefläche und beleuchten Sie das Zimmer mit schönen, gläsernen Duftlampen oder mit Nachtlichtern in dafür geschaffenen bunten Glasvasen. Verstärken Sie diese ägyptische mystische Atmosphäre mit duftenden Ölen – Weihrauch, Zedernholz, Zimt oder Rose – und streuen Sie Blütenblätter oder die Lieblingsblumen des Partners auf das Bett und auf den Boden.

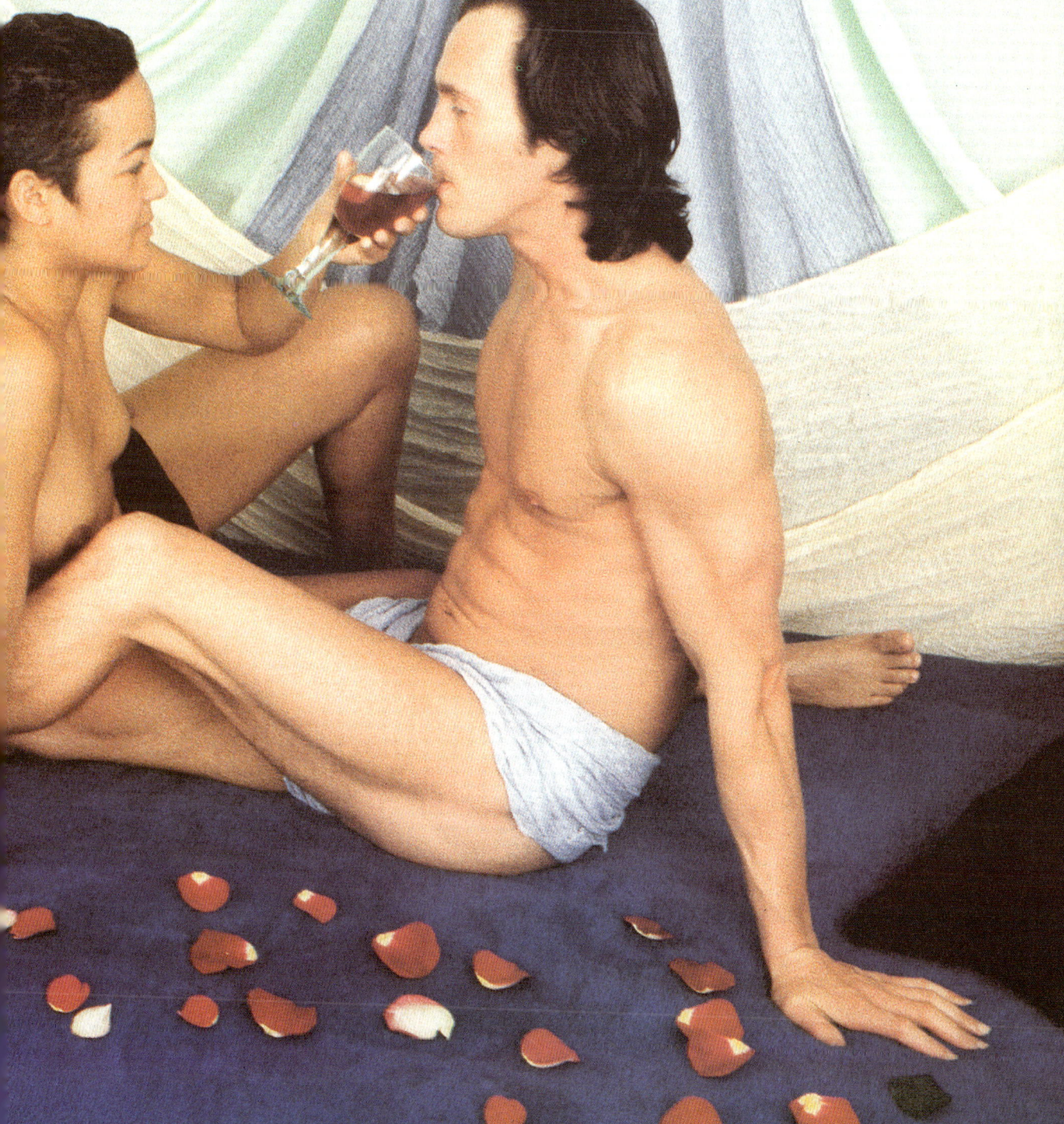

Liebevolle Massage

Führen Sie Ihren Partner zum Massagebett und reichen Sie ihm ein Glas Rotwein. Wenn er den Wein getrunken hat, legt er sich bequem auf den Bauch und Sie beginnen mit der Massage.

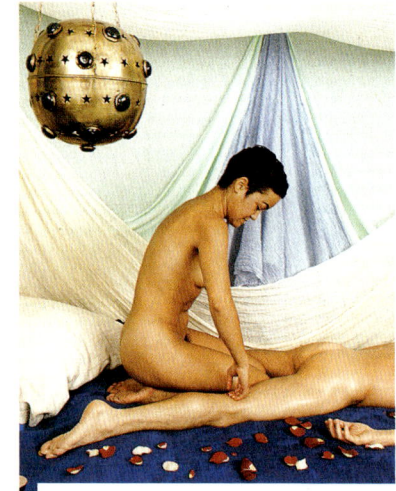

1 Knien sie zwischen den Beinen des Partners und legen Sie den Rücken Ihrer Hände auf seine Füße. Ziehen Sie nun die Hände nach oben, bis sie über die Oberschenkel rollen. Lassen Sie die Hände dann über das Gesäß und den Rücken zu den Schultern gleiten und ziehen Sie sie in einer flüssigen Bewegung an den Armen hinunter bis zu den Fingerspitzen.

2 Wiederholen Sie diese Massage, diesmal jedoch mit den Fingernägeln, um die Haut leicht zu kratzen. Beginnen Sie an den Händen und ziehen Sie Ihre Hände den Arm hinauf, über die Schultern und den Rücken hinunter bis zum Gesäß. Schieben Sie dann die Hände so weit wie möglich auf den Beinen nach unten.

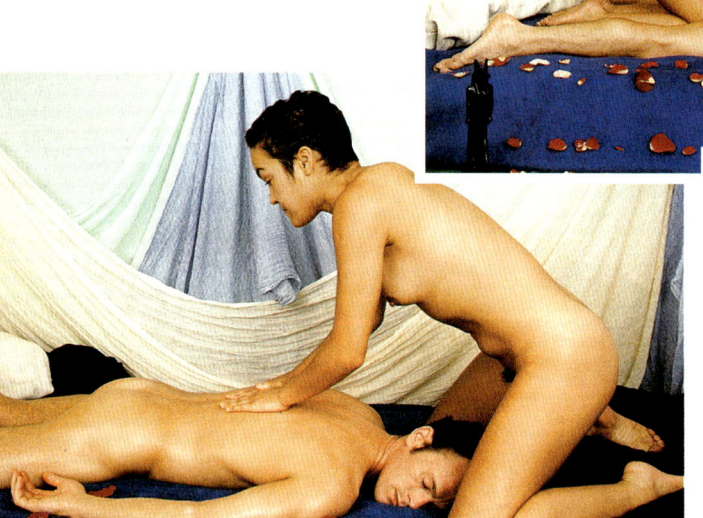

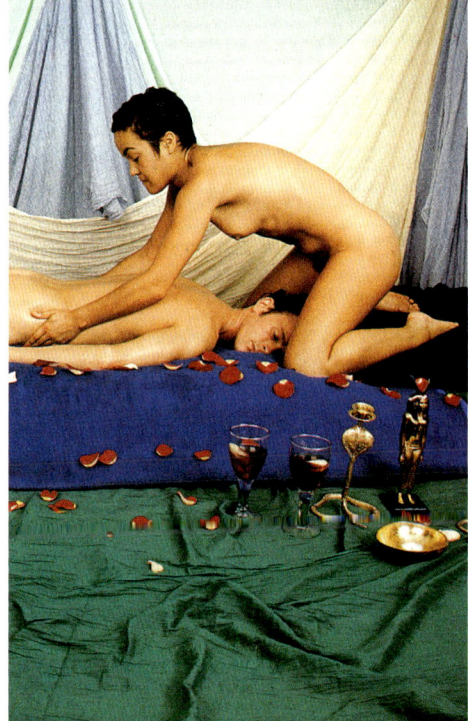

3 Nehmen Sie den Kopf des Partners zwischen die Knie und legen Sie die Hände auf den oberen Rücken rechts und links neben die Wirbelsäule. Die Finger zeigen nach unten.

4 Schieben Sie die Hände langsam und fest den Rücken hinunter, über das Gesäß, dann nach außen und an den Seiten zurück. Liebkosen Sie die Kurven, bis Sie das Gesäß erotisch streicheln. Knapp unterhalb der Achselhöhlen schieben Sie die Hände zur Wirbelsäule, bis die Handballen sich berühren.

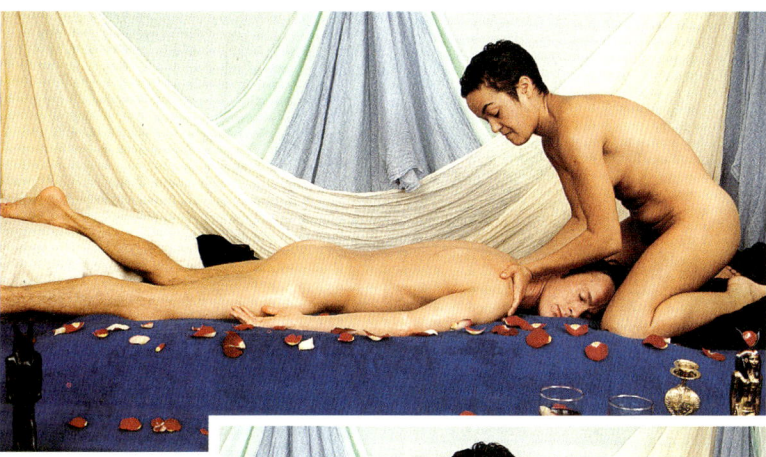

5 Schieben Sie die Hände über die Schultern zu den Oberarmen und lassen Sie sie langsam nach unten zu den Händen gleiten, wo sie auf den Handflächen eine Weile innehalten. Ziehen Sie die Hände dann auf den Armen zurück, über die Schultern, den Hals und den Kopf.

6 Nun legt der Partner sich auf den Rücken, und Sie nehmen seinen Kopf zwischen die Knie. Legen Sie die Handflächen mit nach unten zeigenden Fingern auf das Brustbein und schieben Sie sie sanft über den Brustkorb, die Brustwarzen und den Bauch zum Schambein. Dort ziehen Sie die Hände nach außen über die Hüften und an den Seiten zurück und durch die Achselhöhlen.

7 Jetzt gleiten die Hände über die Brust in die Startposition, dann V-förmig mit den Handballen nach außen, über den oberen Brustkorb zu den Schultern. Umfassen Sie die Schultern, sodass Ihre Hände unter ihnen liegen, und üben Sie mit den Fingern Druck aus.

8 Ziehen Sie die Hände nun einwärts zur Halsbasis. Drehen Sie sie dabei nach innen, sodass die Finger zur Wirbelsäule zeigen. Ziehen Sie die Finger am Hals hinauf, bis sie sich vom Hinterkopf lösen.

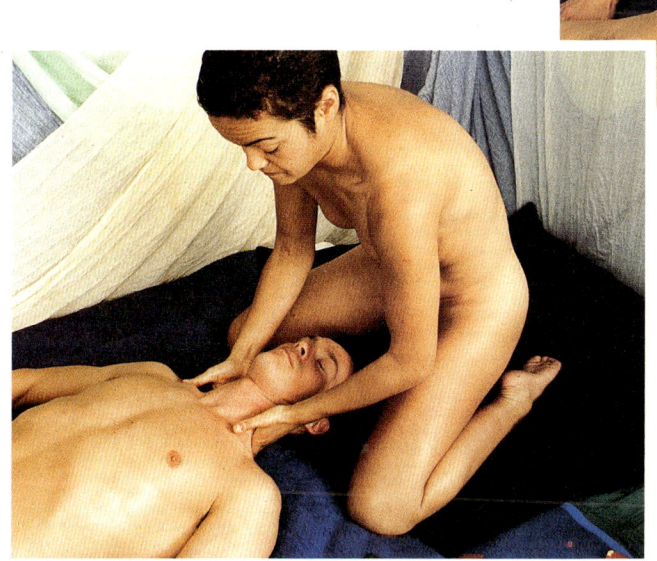

Fußmassage aus Japan

Ein Fußbad kann wundervoll sinnlich sein, und eine Fußmassage mit köstlichen Ölen ist ein besonderes, erregendes Vergnügen. Die berühmten japanischen Geishas zelebrieren die Fußmassage seit Jahrhunderten. Warmes, parfümiertes Wasser und dezent duftende Seife in schönen, dekorativen Schalen gehören zum Ritual. Wenn die Füße gewaschen sind, werden sie mit einem weichen, warmen Handtuch getrocknet, und anschließend sorgt eine zärtliche Massage mit beruhigenden Ölen wie Pfefferminze, Rosmarin oder Lavendel für ein Gefühl des Wohlbehagens. Die Japaner fördern die Gesundheit mit den uralten Lehren der Reflexologie. Wenn ein bestimmter Teil des Fußes massiert wird, fließt anregende Energie in einen bestimmten Teil des Körpers und entfaltet dort ihre therapeutische Wirkung.

Für die Massage ist ein schlichtes, einfach eingerichtetes Zimmer am besten geeignet. Eine einzelne Blume in einer Vase oder ein Lacktablett für die Öle genügen. In einen eleganten Kimono gehüllt, können Sie und die Partnerin sich entspannen. Da sie bei der Massage sitzen, brauchen Sie ein paar Kissen, damit Sie es bequem haben.

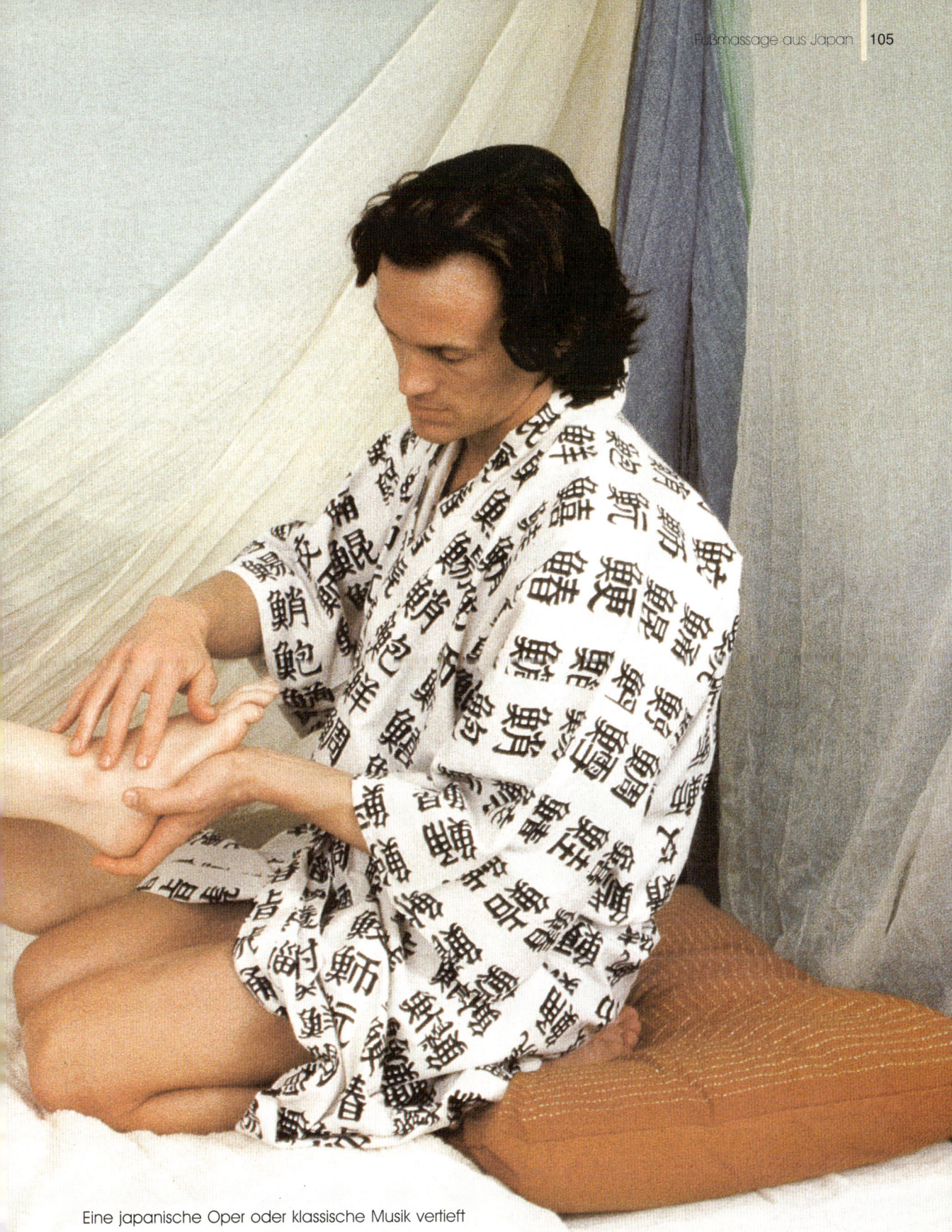

Eine japanische Oper oder klassische Musik vertieft das Gefühl des Friedens und der Ruhe.

Benutzen Sie eine leicht parfümierte Seife und baden oder waschen Sie die Füße. Geben Sie aromatische Fußsalze ins Wasser, um Beschwerden zu lindern.

Wenn alles bereit ist und das Zimmer schön aussieht, führen Sie die Partnerin hinein und fangen an, ihre Füße zu verwöhnen.

Das Fußbad

Die Japaner sind berühmt für ihre Reinigungs- und Säuberungsriten im geheiligten Heim. Bevor Sie mit der Massage beginnen, waschen Sie der Partnerin die Füße und genießen die damit verbundenen umfassend angenehmen Gefühle.

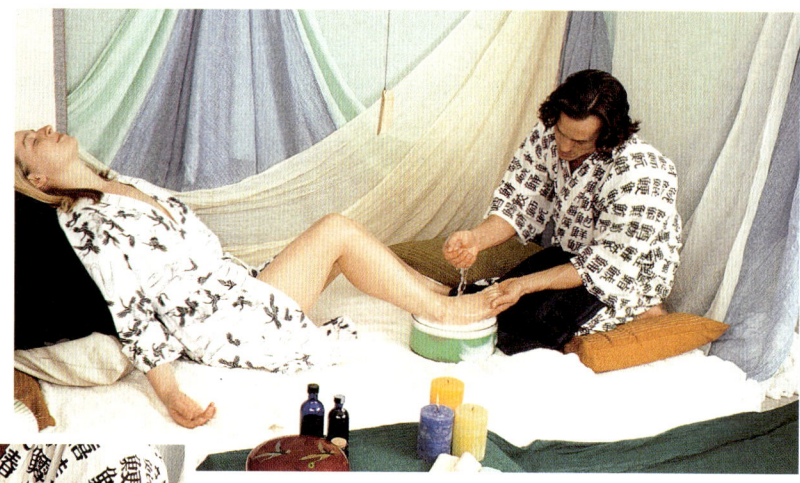

1 | Die Partnerin lehnt sich auf weichen Kissen entspannt zurück, beugt die Knie und legt die Füße in eine Schale mit warmem Wasser. Heben Sie einen Fuß sanft hoch und fangen Sie an, ihn langsam mit sanften Bewegungen zu waschen. Lassen Sie ihn dann im warmen Wasser liegen, während Sie sich dem anderen Fuß widmen. Wickeln Sie dann beide Füße in ein weiches, warmes Handtuch.

2 | Leeren Sie die Schale und füllen Sie sie mit sauberem, warmem Wasser, in das Sie Kräuterextrakte oder Öle gemischt haben. Legen Sie die Füße der Partnerin in die Schale, warten Sie 10 bis 15 Minuten und tupfen Sie sie dann mit einem weichen, warmen Handtuch trocken.

3 | Wenn die Füße sauber und trocken sind, schließt die Partnerin die Augen, lehnt sich zurück und entspannt sich. Heben Sie einen Fuß langsam hoch und streifen Sie mit Ihrem Haar oder mit einer Feder von der einen zur anderen Seite über die Fußhaut.

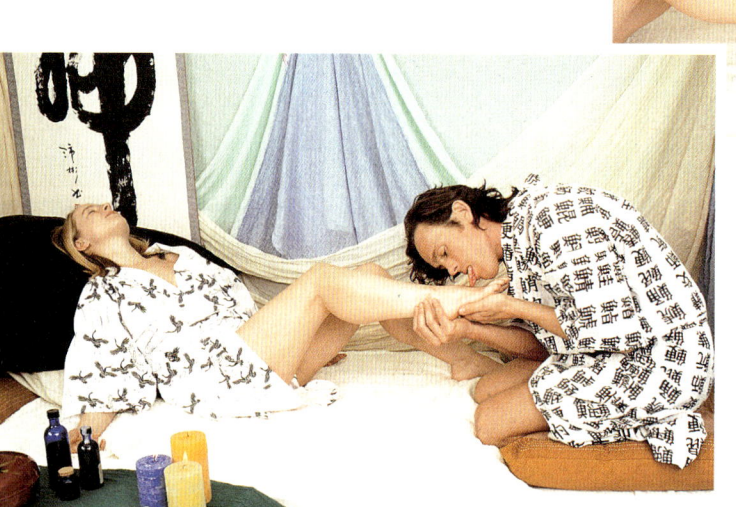

4 | Lecken Sie nun die Fußsohle von der Ferse bis zu den Zehen, dann den Fußrücken bis zum Knöchel. Die rauhe Oberfläche der Zunge löst Schauer der Lust in den Füßen aus. Küssen Sie anschließend jede Zehe und saugen Sie daran, bis sie alle prickeln. Pusten Sie darauf, um die Empfindungen zu verstärken.

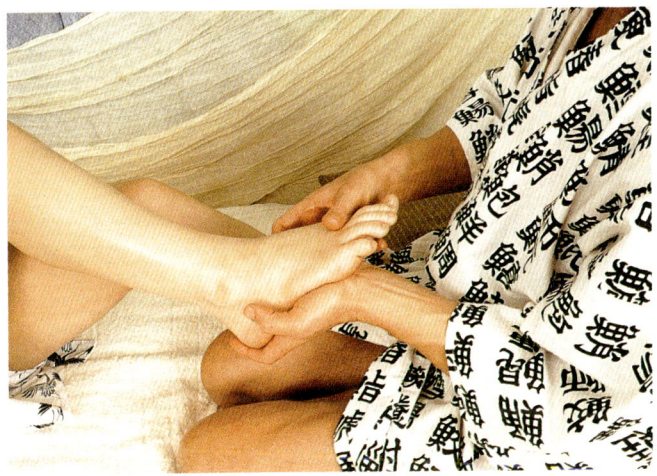

Die Fußmassage

Jetzt kann die Partnerin mit sauberen und revitalisierten Füßen das pure Vergnügen der Fußmassage genießen. Die sanften Griffe lösen Schauer von den Zehen bis zum Kopf aus.

1 Legen Sie den Fuß des Partners auf Ihr Knie, tragen Sie das Öl auf und legen Sie beide Hände nebeneinander quer auf den Fußrücken. Umfassen Sie den Fuß und lassen Sie die Hände zum Knöchel gleiten. Wenn sie die Wade erreichen, trennen sich die Hände und drehen sich, sodass die eine oben und die andere unten auf dem Fuß liegt. Pressen Sie die Hände zusammen und reiben Sie den ganzen Fuß kräftig ab.

2 Legen Sie beide Hände so auf den Fußrücken, dass die Daumen unten liegen. Reiben Sie dann die Hände in entgegengesetzten Richtungen wie beim Wringen.

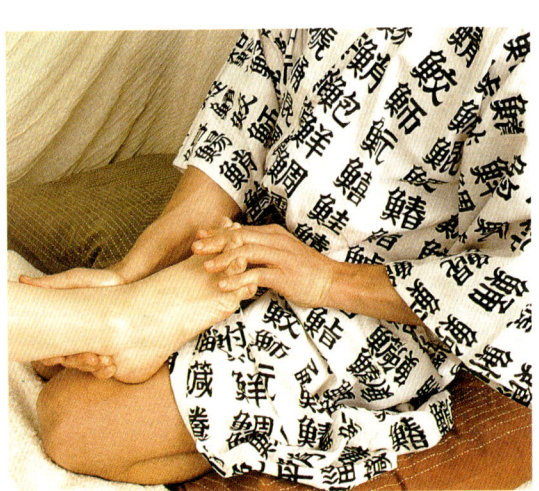

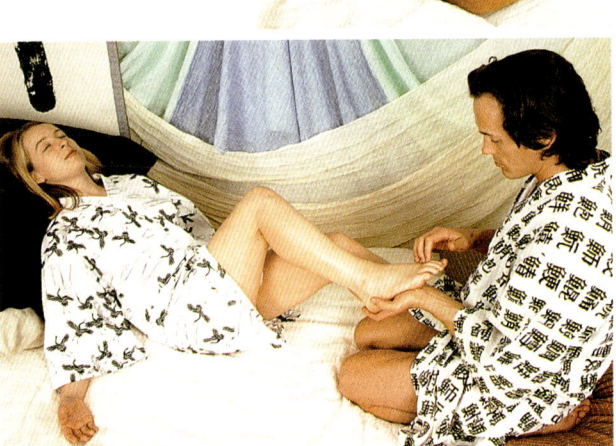

3 Halten Sie den Fuß mit einer Hand und benetzen Sie den Zeigefinger der anderen Hand mit Öl. Schieben Sie den Finger zwischen die Zehen, drehen Sie ihn hin und her, massieren Sie die zarten Zwischenräume. Massieren Sie dann mit allen Fingern zwischen den Zehen und drücken Sie die Zehen, ehe Sie die Finger wegziehen.

4 Fahren Sie mit den Fingerspitzen vom Knöchel bis zu den Zehen über den Fußrücken. Dabei folgt eine Hand der anderen. Wiederholen Sie diese Massage, diesmal jedoch mit den Fingernägeln, damit die Haut prickelt. Zum Schluss spielen Sie ein paar Minuten mit den Füßen. Tun Sie einfach, was Ihnen beiden gefällt und was Sie erregt.

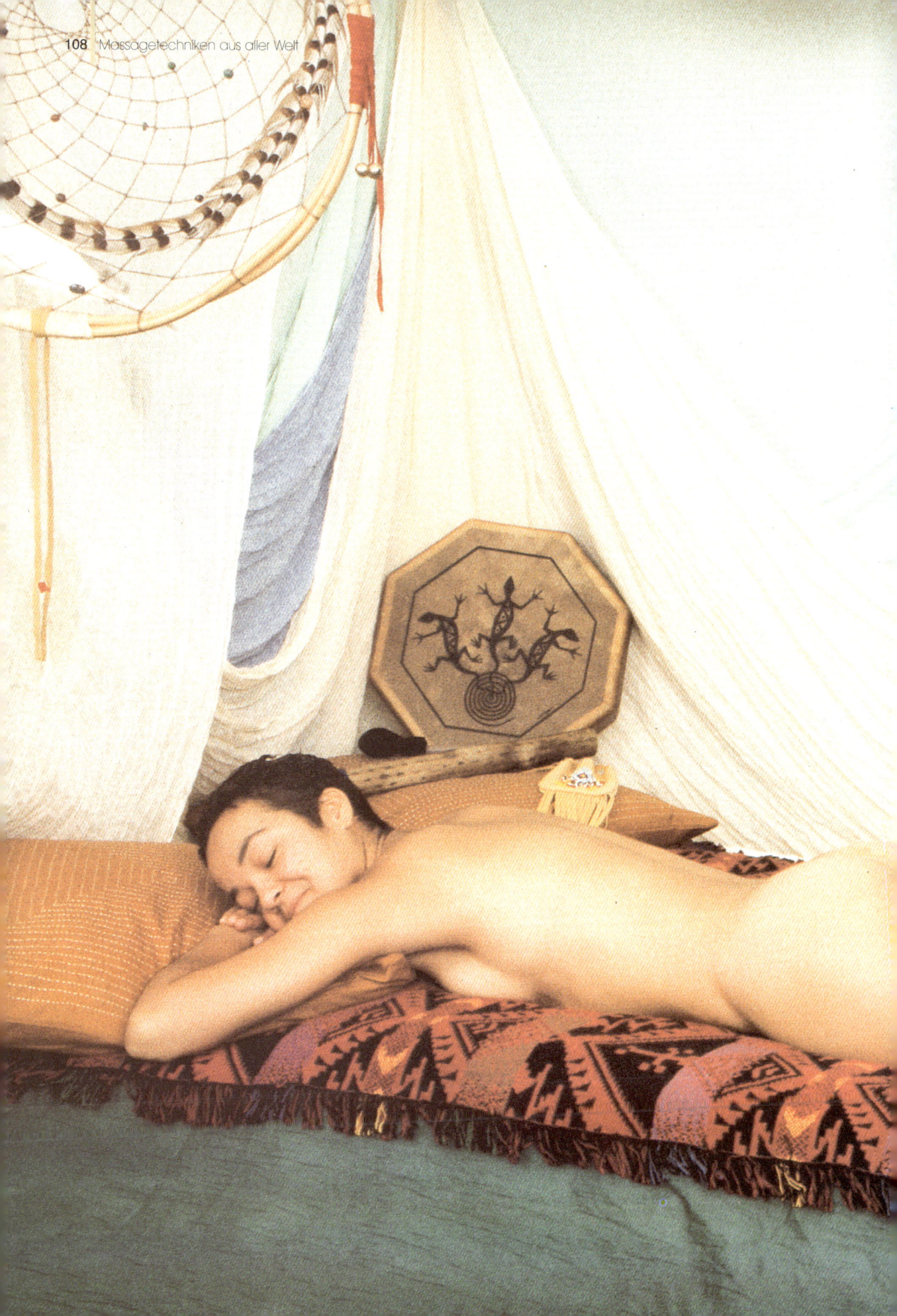

Rhythmische Massage der
Indianer

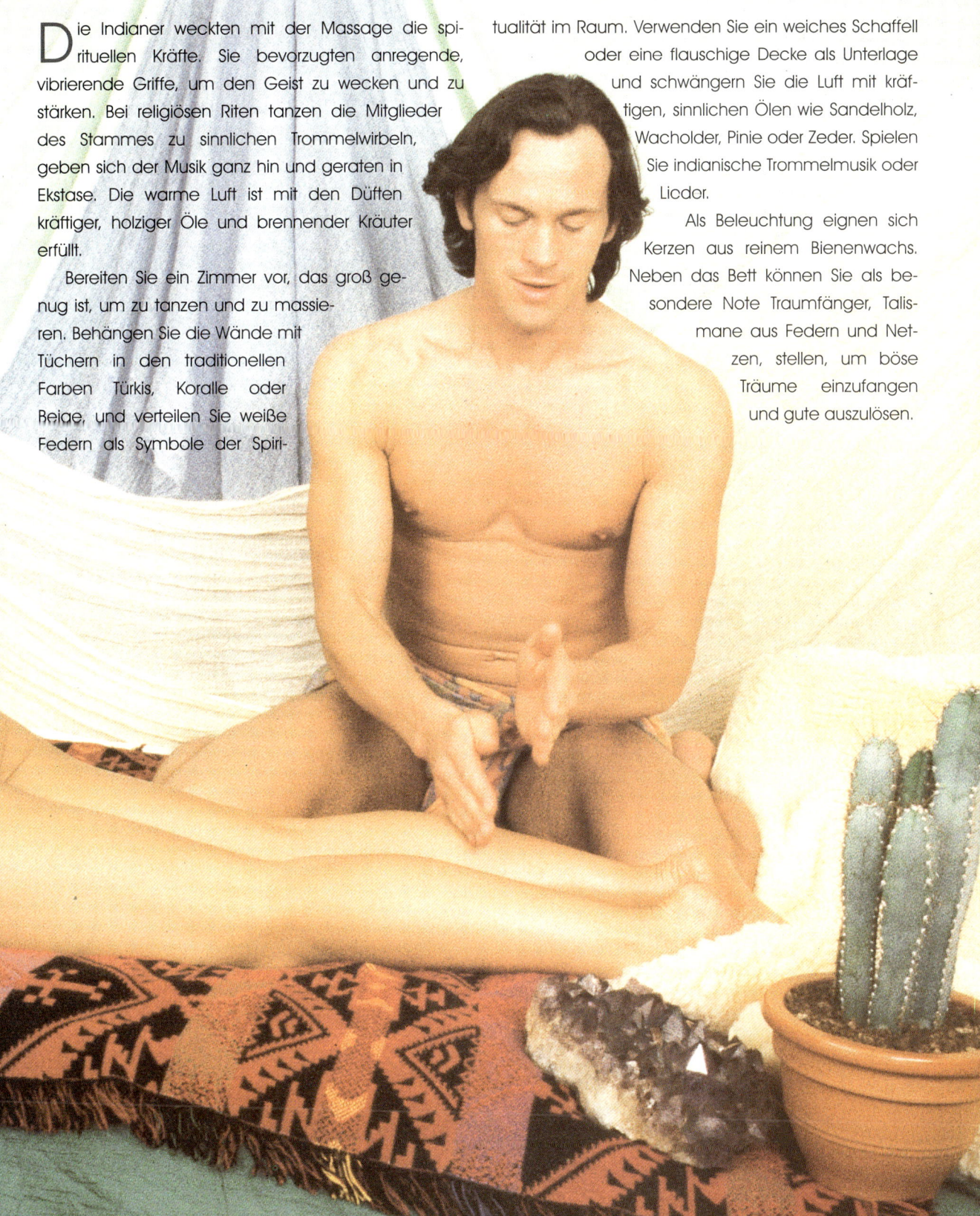

Die Indianer weckten mit der Massage die spirituellen Kräfte. Sie bevorzugten anregende, vibrierende Griffe, um den Geist zu wecken und zu stärken. Bei religiösen Riten tanzen die Mitglieder des Stammes zu sinnlichen Trommelwirbeln, geben sich der Musik ganz hin und geraten in Ekstase. Die warme Luft ist mit den Düften kräftiger, holziger Öle und brennender Kräuter erfüllt.

Bereiten Sie ein Zimmer vor, das groß genug ist, um zu tanzen und zu massieren. Behängen Sie die Wände mit Tüchern in den traditionellen Farben Türkis, Koralle oder Beige, und verteilen Sie weiße Federn als Symbole der Spiri-

tualität im Raum. Verwenden Sie ein weiches Schaffell oder eine flauschige Decke als Unterlage und schwängern Sie die Luft mit kräftigen, sinnlichen Ölen wie Sandelholz, Wacholder, Pinie oder Zeder. Spielen Sie indianische Trommelmusik oder Licdor.

Als Beleuchtung eignen sich Kerzen aus reinem Bienenwachs. Neben das Bett können Sie als besondere Note Traumfänger, Talismane aus Federn und Netzen, stellen, um böse Träume einzufangen und gute auszulösen.

Klopfen

Die Indianer lieben eine kräftige Massage. Die Hände tanzen rasch über den Körper und wechseln dabei zwischen sanftem und kräftigem Klopfen im Rhythmus der Musik ab. Das rasche Klopfen regt die Durchblutung an und belebt müde Glieder und Muskeln.

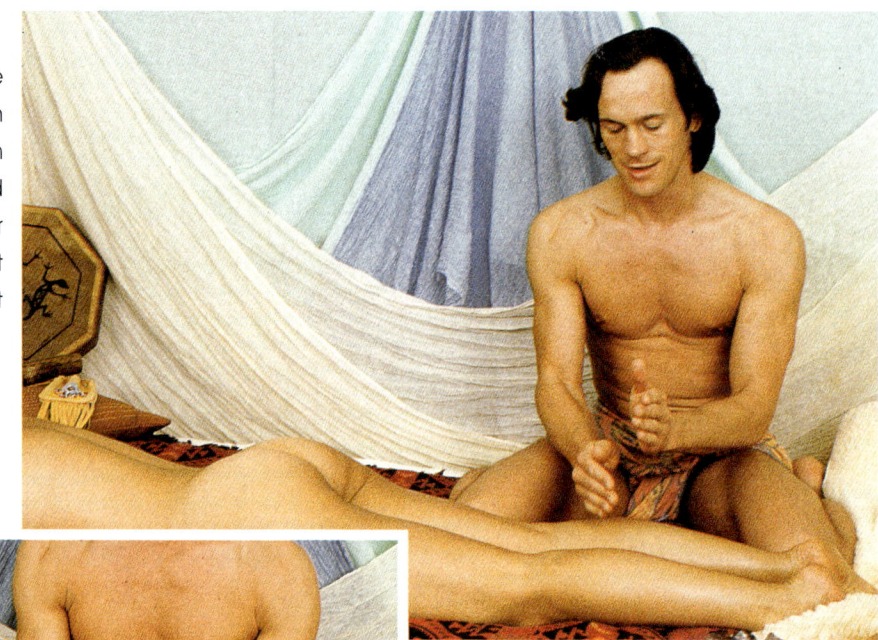

1 | Die Partnerin liegt auf dem Bauch, Sie knien neben ihren Waden. Klopfen Sie nun mit den Handkanten abwechselnd leicht und rhythmisch auf die Wade. Die Handgelenke bleiben dabei locker. Bewegen Sie sie 20 Sekunden lang auf der Wade auf und ab und wenden Sie sich dann dem anderen Bein zu.

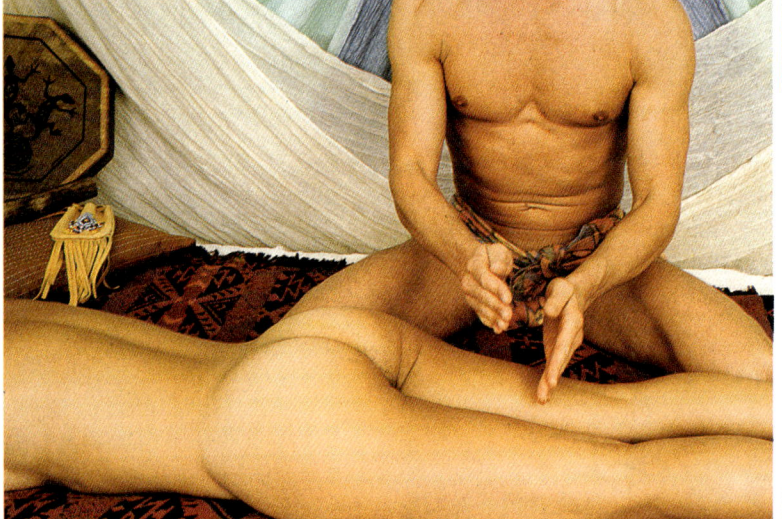

2 | Knien Sie erst vor dem rechten, dann vor dem linken Oberschenkel und wiederholen Sie dort und auf dem Gesäß die Klopfmassage. Die Partnerin sollte bestimmen, wie stark Sie klopfen, denn zu harte Schläge verursachen Schmerzen und Unbehagen, während zu sanfte Schläge wirkungslos bleiben.

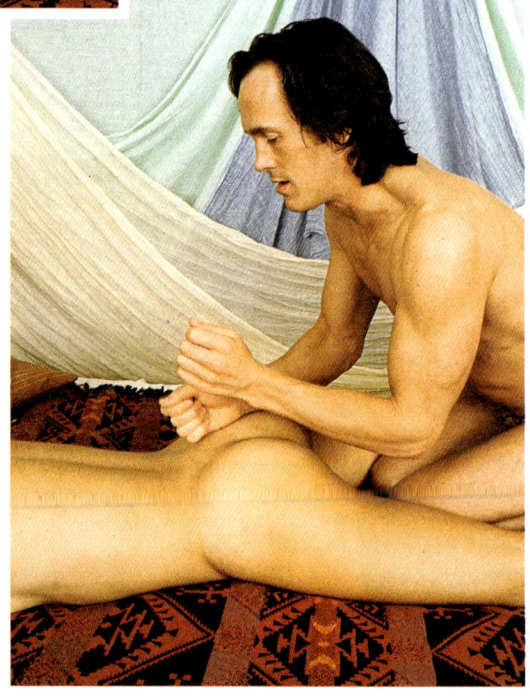

3 | Knien Sie zwischen den Beinen der Partnerin und klopfen Sie mit den lockeren Fäusten sanft auf das Kreuz. Fangen Sie langsam an und steigern Sie das Tempo allmählich bei gleichmäßigem, leichtem Druck.

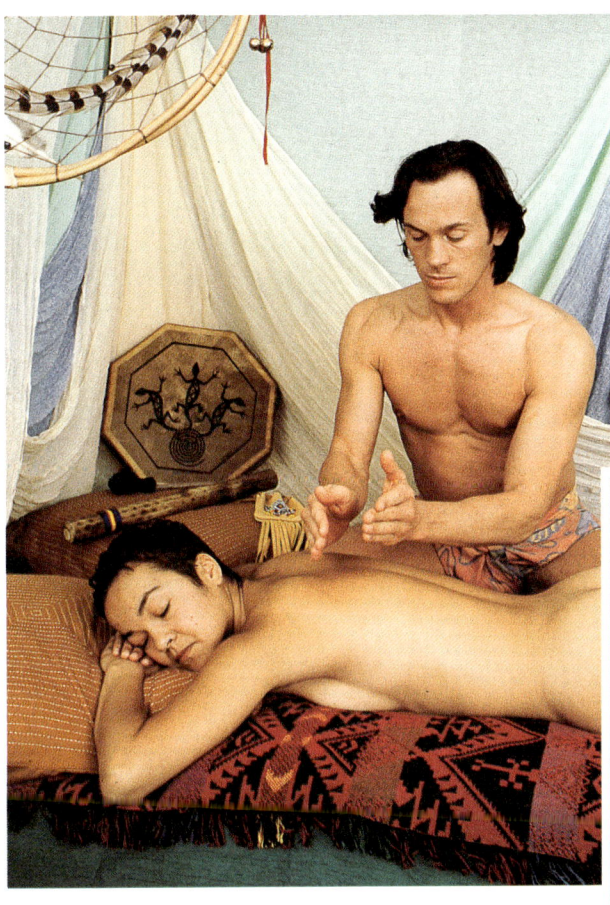

4 | Jetzt knien Sie vor dem Rücken der Partnerin. Beginnen Sie mit der Klopf-massage auf dem ganzen Rücken, verringern Sie das Tempo und klopfen Sie weiter bis zu den Schultern. Wiederholen Sie diese Massage von der anderen Seite aus.

5 | Die Partnerin dreht sich um und Sie nehmen ihren Kopf zwischen die Beine. Massieren Sie mit Ihren Fäusten eine Minute lang sanft und langsam den oberen Brustkorb und das Brustbein. Seien Sie im Bereich der Brüste besonders vorsichtig.

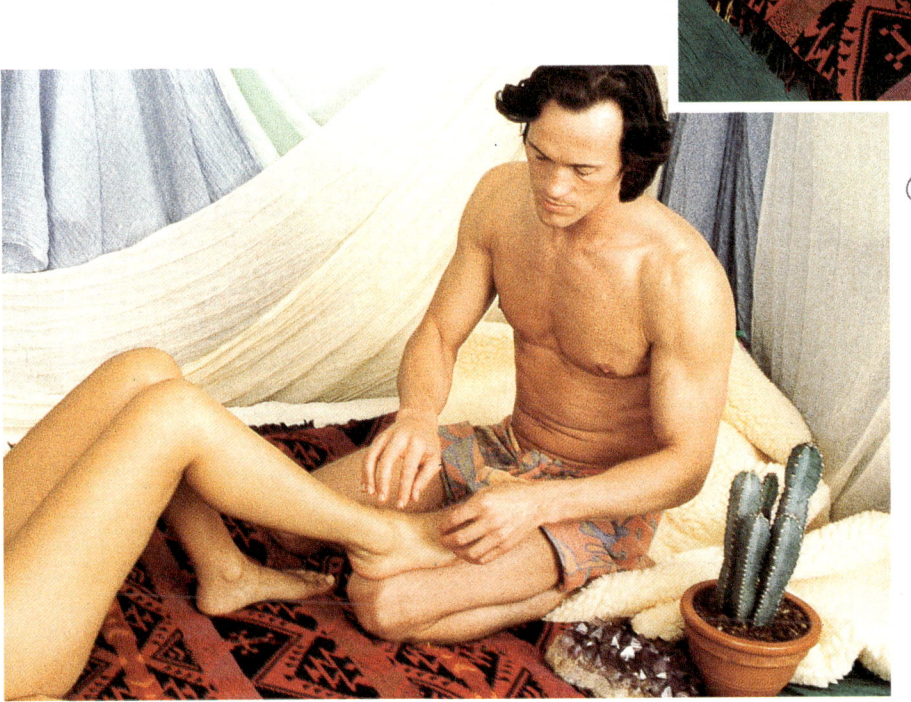

6 | Lassen Sie der Partnerin einige Augenblicke Zeit, um die Energie zu spüren, die sie durchströmt. Knien Sie sich dann vor ihre Füße und klopfen Sie mit den Finger-spitzen auf den ganzen Fuß-rücken. Sie können diese sehr belebende Fußmassage nach Belieben wiederholen.

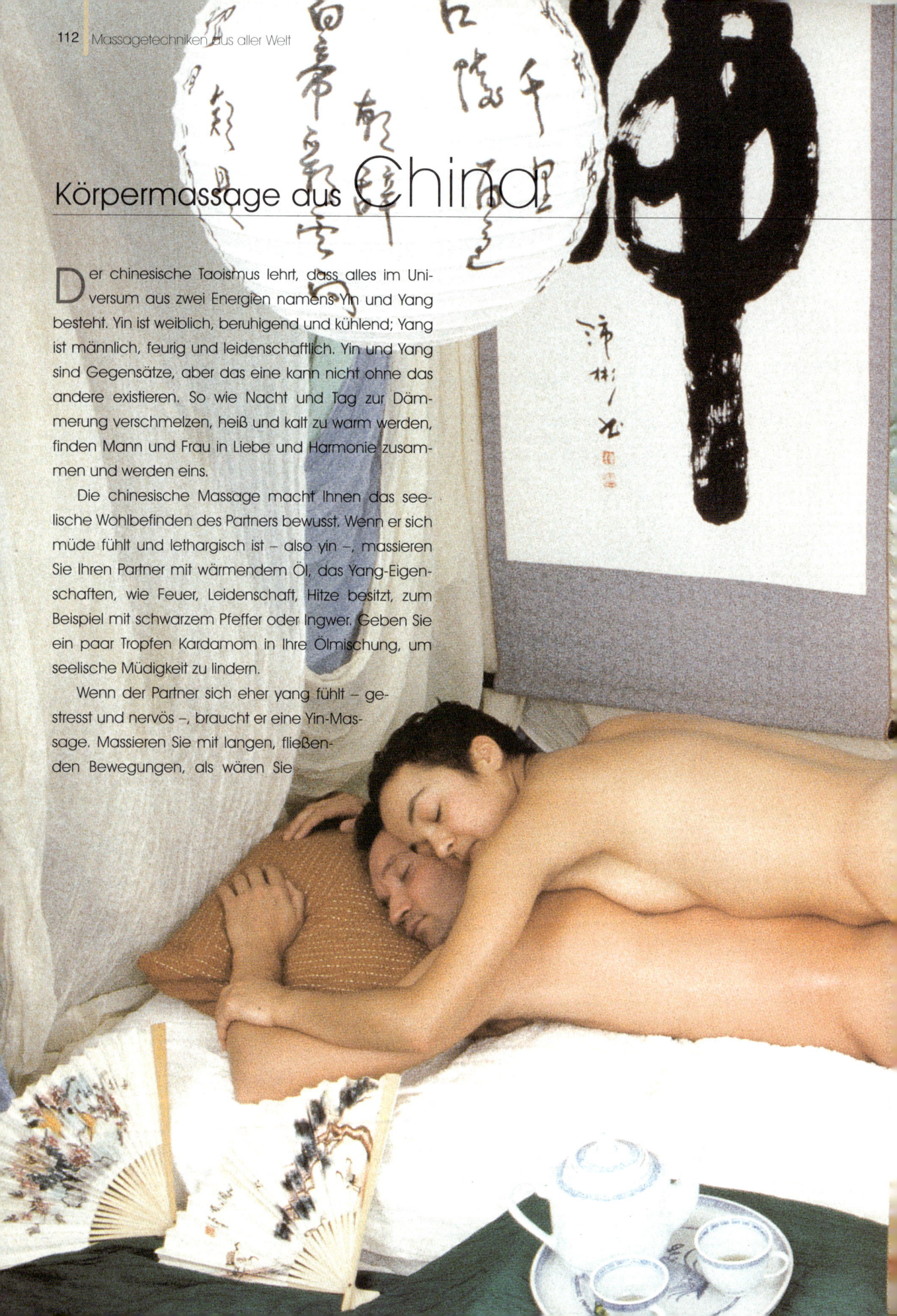

Körpermassage aus China

Der chinesische Taoismus lehrt, dass alles im Universum aus zwei Energien namens Yin und Yang besteht. Yin ist weiblich, beruhigend und kühlend; Yang ist männlich, feurig und leidenschaftlich. Yin und Yang sind Gegensätze, aber das eine kann nicht ohne das andere existieren. So wie Nacht und Tag zur Dämmerung verschmelzen, heiß und kalt zu warm werden, finden Mann und Frau in Liebe und Harmonie zusammen und werden eins.

Die chinesische Massage macht Ihnen das seelische Wohlbefinden des Partners bewusst. Wenn er sich müde fühlt und lethargisch ist – also yin –, massieren Sie Ihren Partner mit wärmendem Öl, das Yang-Eigenschaften, wie Feuer, Leidenschaft, Hitze besitzt, zum Beispiel mit schwarzem Pfeffer oder Ingwer. Geben Sie ein paar Tropfen Kardamom in Ihre Ölmischung, um seelische Müdigkeit zu lindern.

Wenn der Partner sich eher yang fühlt – gestresst und nervös –, braucht er eine Yin-Massage. Massieren Sie mit langen, fließenden Bewegungen, als wären Sie

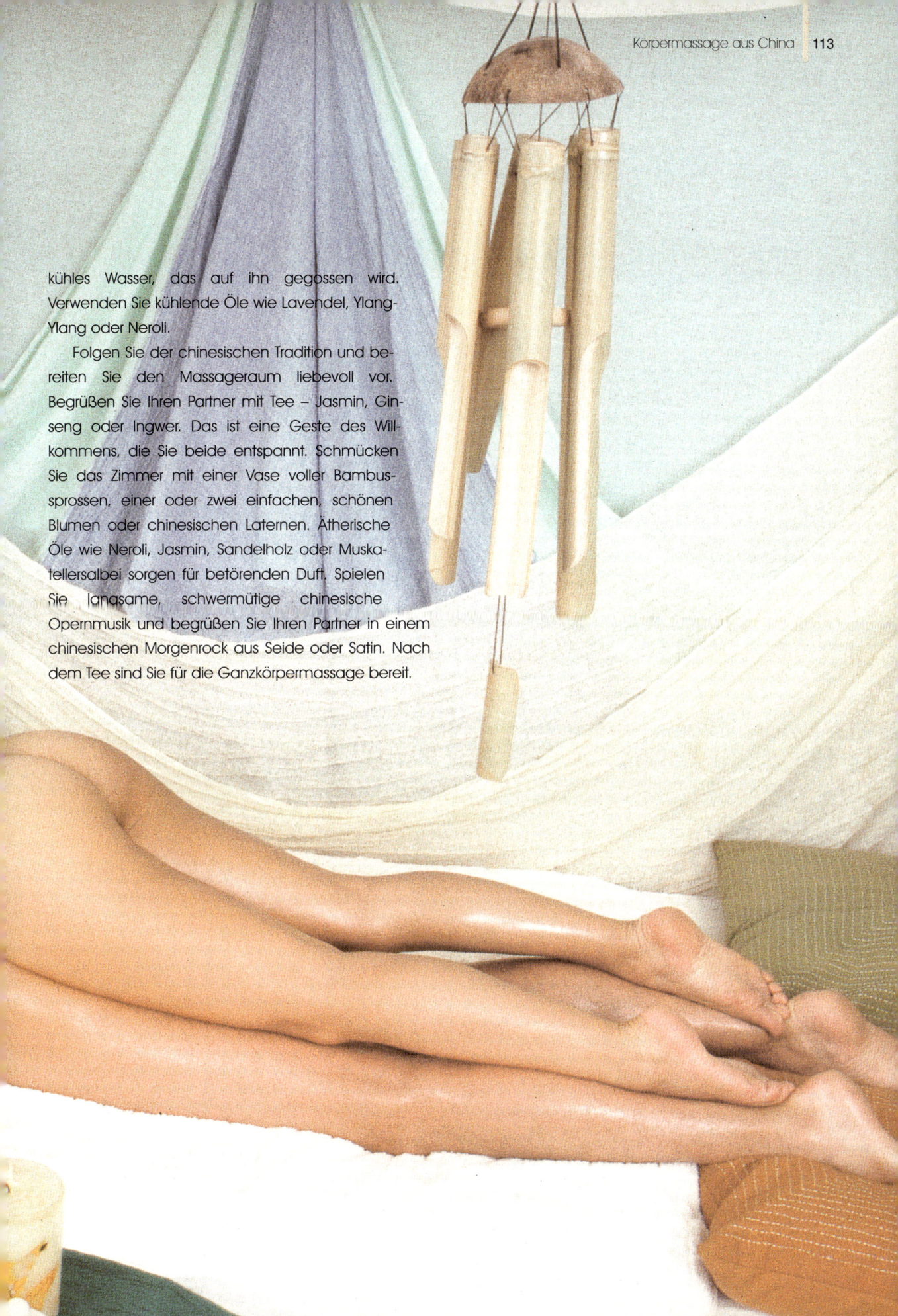

kühles Wasser, das auf ihn gegossen wird. Verwenden Sie kühlende Öle wie Lavendel, Ylang-Ylang oder Neroli.

Folgen Sie der chinesischen Tradition und bereiten Sie den Massageraum liebevoll vor. Begrüßen Sie Ihren Partner mit Tee – Jasmin, Ginseng oder Ingwer. Das ist eine Geste des Willkommens, die Sie beide entspannt. Schmücken Sie das Zimmer mit einer Vase voller Bambussprossen, einer oder zwei einfachen, schönen Blumen oder chinesischen Laternen. Ätherische Öle wie Neroli, Jasmin, Sandelholz oder Muskatellersalbei sorgen für betörenden Duft. Spielen Sie langsame, schwermütige chinesische Opernmusik und begrüßen Sie Ihren Partner in einem chinesischen Morgenrock aus Seide oder Satin. Nach dem Tee sind Sie für die Ganzkörpermassage bereit.

Körpermassage

Die chinesische Ganzkörpermassage ist sehr sinnlich und erregend. Reiben Sie sich gut mit einem duftenden Öl ein, damit Sie besser gleiten!

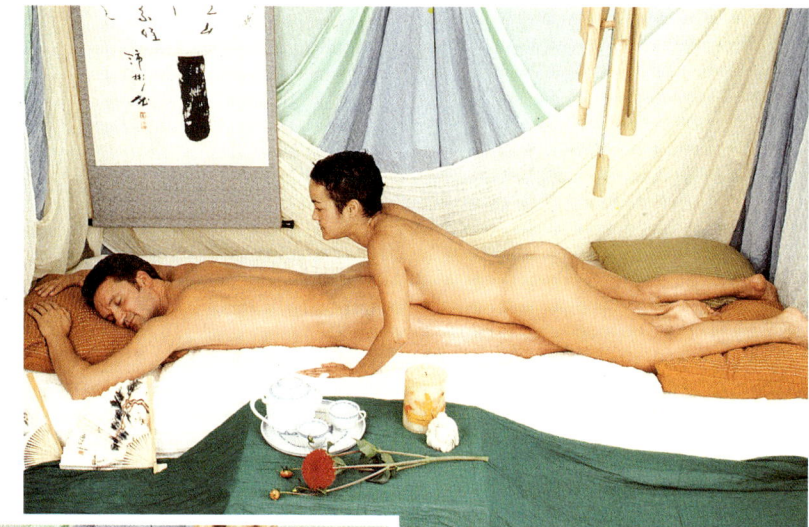

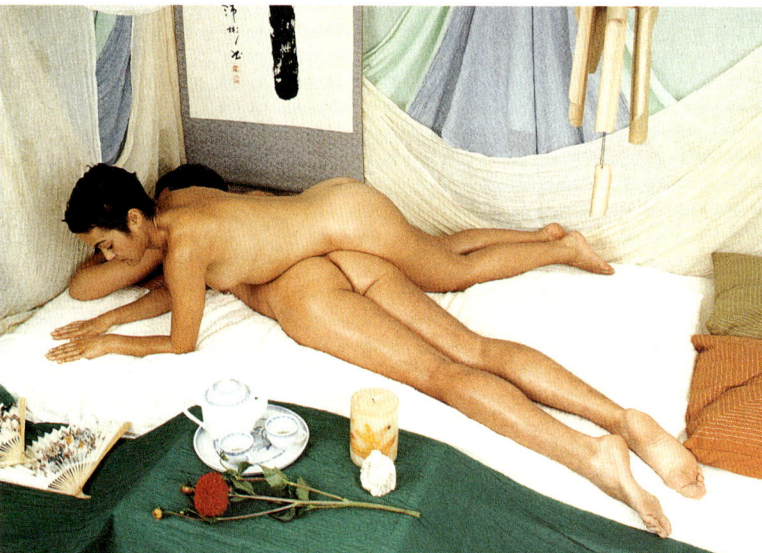

1 Der Partner liegt auf dem Bauch und streckt die Arme über den Kopf. Sie knien vor seinen Füßen und legen die Hände neben seine Beine. Lassen Sie sich mit der Brust auf die Fußsohlen des Partners sinken, stützen Sie sich ein wenig mit den Armen ab und gleiten Sie langsam auf den Körper des Partners. Ein göttliches Gefühl!

2 Wenn Sie ganz auf dem Partner liegen, stützen Sie sich auf die Arme und drehen sich so, dass Sie in einem Winkel von 90° auf dem Partner liegen. Lehnen Sie sich auf die Unterarme und streicheln Sie den Rücken und das Gesäß des Partners mit Ihrem Bauch.

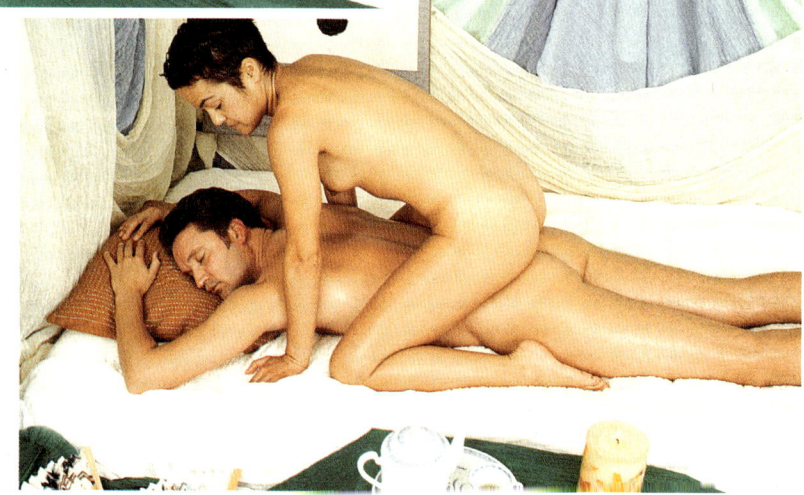

3 Rutschen Sie wieder auf den Partner hinauf, setzen Sie sich auf und beugen Sie sich nach hinten. Nehmen Sie das Gesäß des Partners zwischen Ihre Oberschenkel. Stützen Sie sich auf die Hände und Füße und gleiten Sie mit dem Gesäß über das Gesäß und den Rücken des Partners.

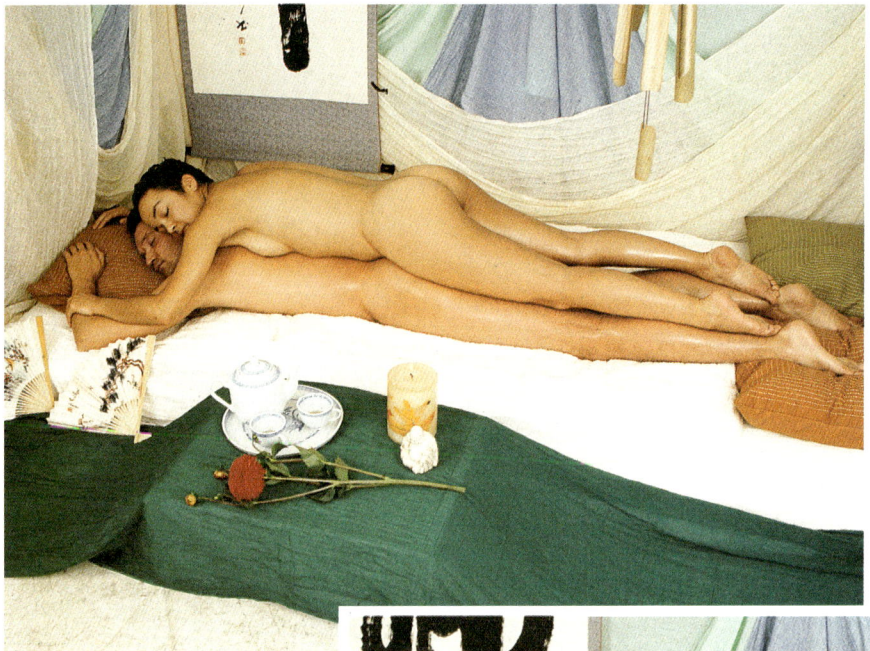

4 | Legen Sie sich mit ausgestreckten Armen auf den Partner. Bleiben Sie eine Weile so liegen, damit die entgegengesetzten Energien, Yin und Yang, zwischen Ihnen eins werden. Nun dreht der Partner sich um, und Sie rutschen wieder auf ihm. Wenn Sie zu schwer sind, stützen Sie sich mit den Unterarmen ab.

5 | Wenn Sie einander wie auf dem Bild gegenüber sitzen, können Sie sich umarmen und massieren. Drücken Sie das Rückengewebe des Partners zärtlich zusammen, oder massieren Sie es mit langen, fließenden Bewegungen. Legen Sie dann den Kopf auf die Schulter des Partners.

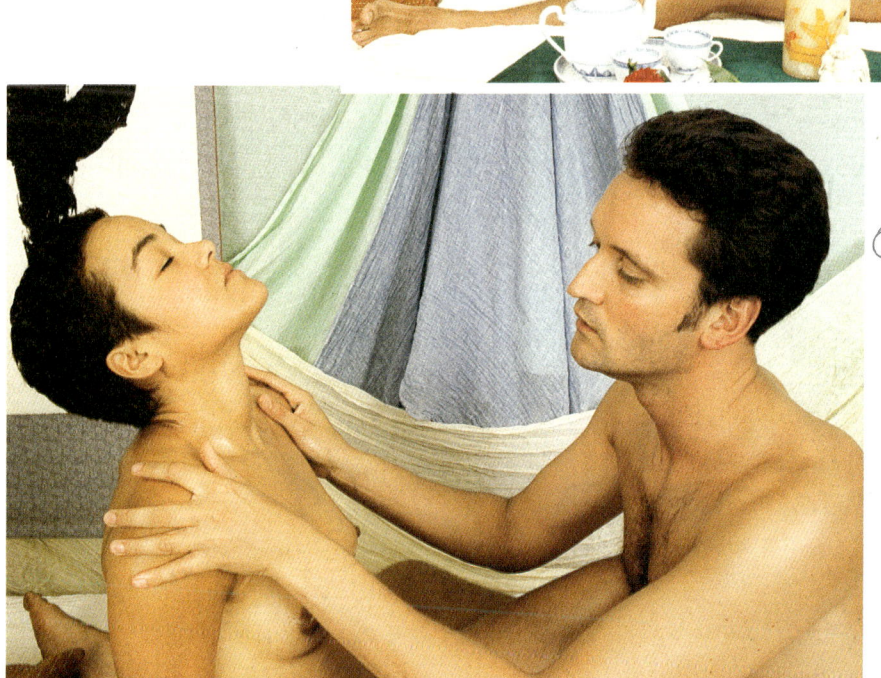

6 | Streichen Sie mit den Händen über den Bauch und den Brustkorb des Partners. Schließen Sie die Augen, und berühren Sie einander mit den Händen. Umarmen Sie einander. Gleiten Sie sanft mit den Fingern über die Lippen und Augen des Partners. So verschmelzen Ihre Energien und Sie spüren Harmonie und Liebe.

KAPITEL 5
Sinnliche Leckerbissen

Die therapeutischen und heilen-
den Wirkungen der Massage sind
bekannt. Aber Sie können
auch Ihrer Fantasie freien
Lauf lassen und dabei mit
Essen spielen oder köst-
liche Speisen verschenken.

Essen ist nicht nur erotisch, es ruft auch unterschiedliche Empfindungen hervor, die Sie zum
Seufzen oder zum Lachen bringen
können. Die verschiedenen Strukturen und Temperaturen der
Speisen fühlen sich auf der
Haut wundervoll an. Der
dickflüssige Honig mit
seinem süßen Aroma
steht in reizvollem

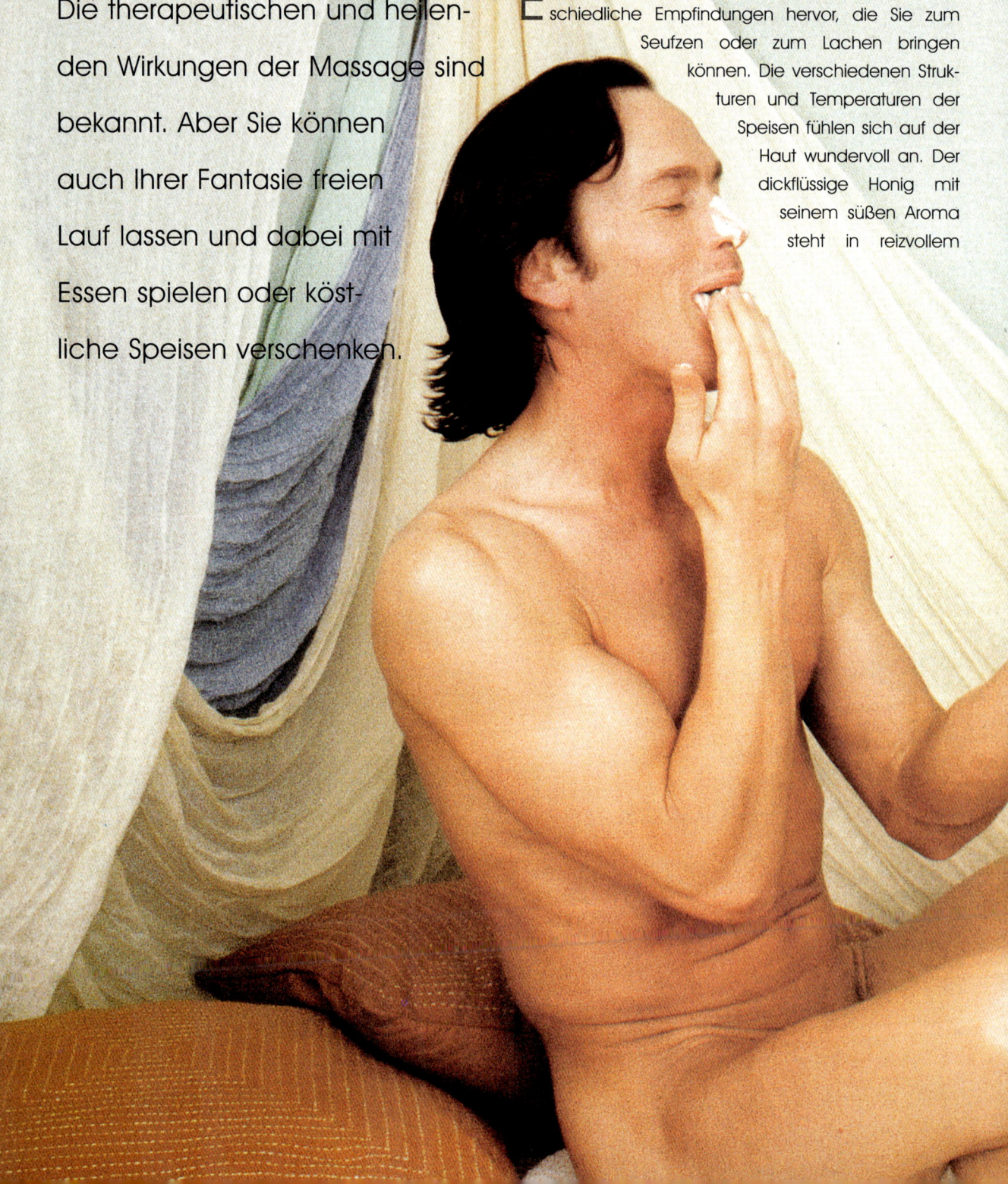

Kontrast zur dünnflüssigen frischen Sahne. Gießen Sie beides auf die Haut, und Sie lösen Schauder des Entzückens aus. In der Literatur und im Film werden Speisen oft zum Verführen benutzt, und als Aphrodisiaka sind sie seit Jahrtausenden bekannt.

Es ist daher keine Überraschung, dass das Essen eine wichtige Rolle bei der sinnlichen Massage spielt. Nur wenige können widerstehen, wenn sie

Speisen vom Körper des oder der Geliebten ablecken oder in einem Schaumbad gemeinsam Champagner trinken dürfen. Sie können dadurch einen Feiertag oder den Geburtstag des Partners verschönern. Planen Sie gemeinsam, welche Speisen Sie verwenden, und stellen Sie Kerzen im Massageraum auf. Nach der Massage sollten Sie noch eine Weile beisammen liegen bleiben und noch länger das Gefühl der Einheit, die Sie empfinden, genießen.

Exotische Speisen der Liebe

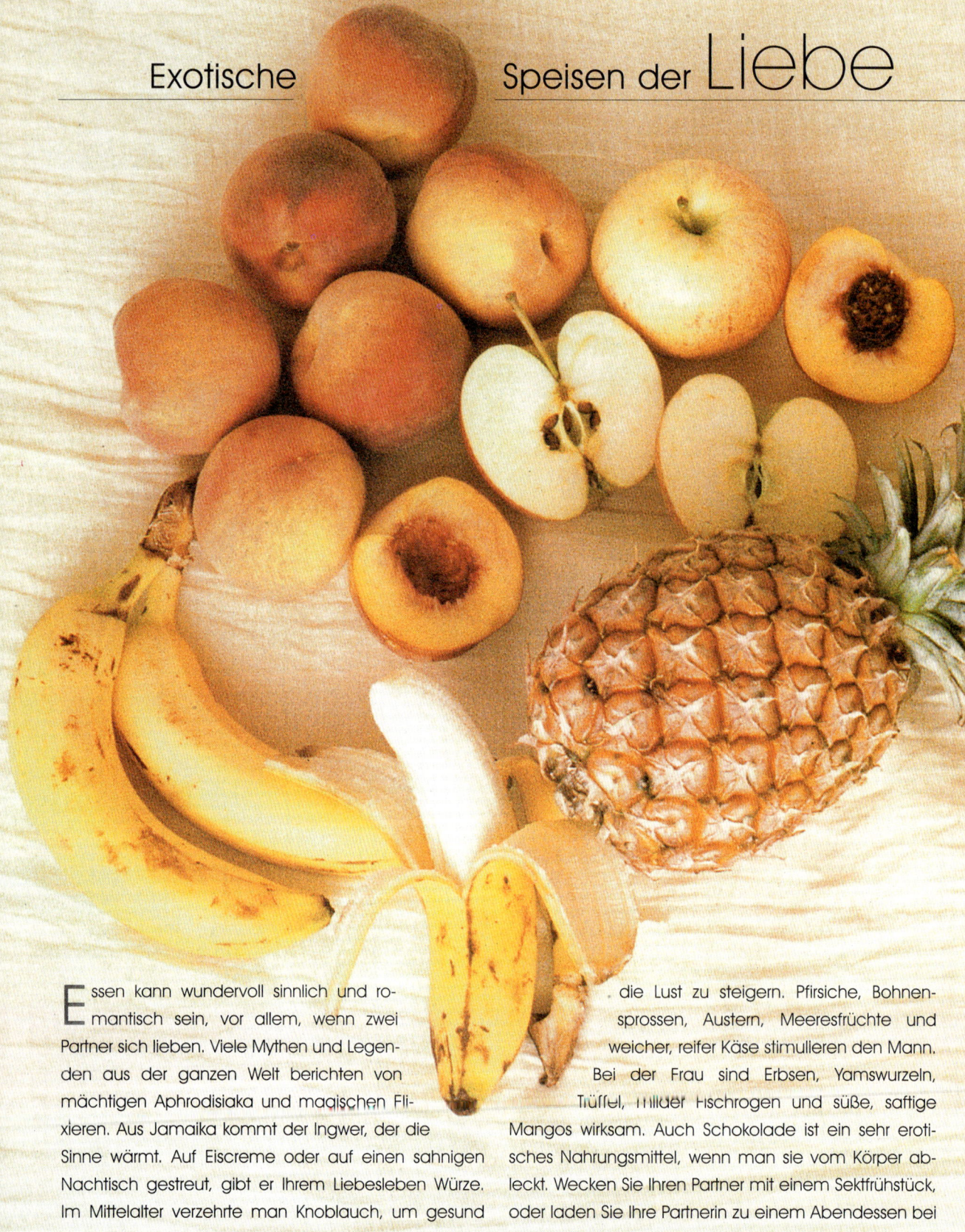

Essen kann wundervoll sinnlich und romantisch sein, vor allem, wenn zwei Partner sich lieben. Viele Mythen und Legenden aus der ganzen Welt berichten von mächtigen Aphrodisiaka und magischen Elixieren. Aus Jamaika kommt der Ingwer, der die Sinne wärmt. Auf Eiscreme oder auf einen sahnigen Nachtisch gestreut, gibt er Ihrem Liebesleben Würze. Im Mittelalter verzehrte man Knoblauch, um gesund und kräftig zu werden, um das Blut zu reinigen und um

die Lust zu steigern. Pfirsiche, Bohnensprossen, Austern, Meeresfrüchte und weicher, reifer Käse stimulieren den Mann. Bei der Frau sind Erbsen, Yamswurzeln, Trüffel, milder Fischrogen und süße, saftige Mangos wirksam. Auch Schokolade ist ein sehr erotisches Nahrungsmittel, wenn man sie vom Körper ableckt. Wecken Sie Ihren Partner mit einem Sektfrühstück, oder laden Sie Ihre Partnerin zu einem Abendessen bei Kerzenschein in ein besonderes Restaurant ein. Im

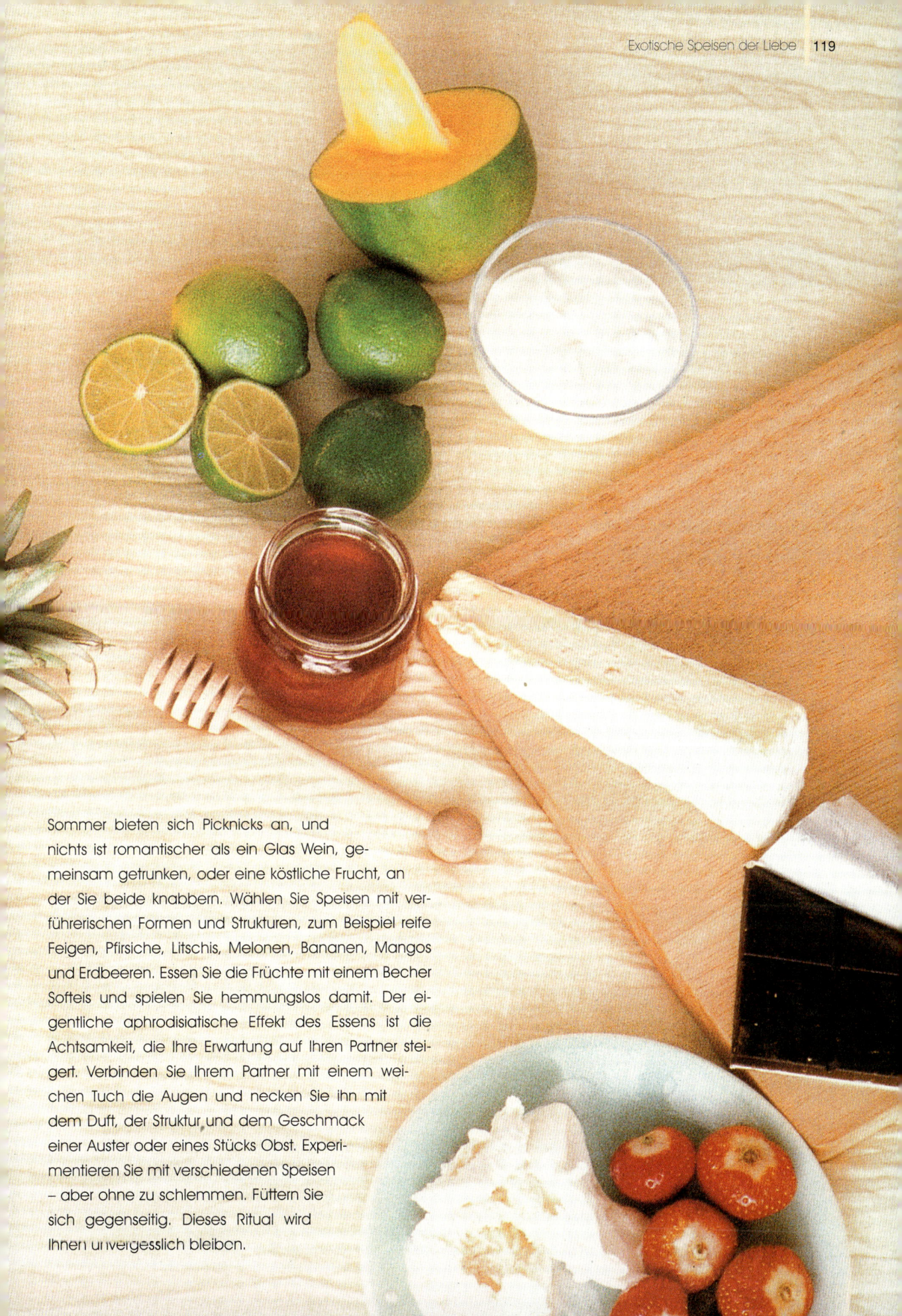

Sommer bieten sich Picknicks an, und nichts ist romantischer als ein Glas Wein, gemeinsam getrunken, oder eine köstliche Frucht, an der Sie beide knabbern. Wählen Sie Speisen mit verführerischen Formen und Strukturen, zum Beispiel reife Feigen, Pfirsiche, Litschis, Melonen, Bananen, Mangos und Erdbeeren. Essen Sie die Früchte mit einem Becher Softeis und spielen Sie hemmungslos damit. Der eigentliche aphrodisiatische Effekt des Essens ist die Achtsamkeit, die Ihre Erwartung auf Ihren Partner steigert. Verbinden Sie Ihrem Partner mit einem weichen Tuch die Augen und necken Sie ihn mit dem Duft, der Struktur und dem Geschmack einer Auster oder eines Stücks Obst. Experimentieren Sie mit verschiedenen Speisen – aber ohne zu schlemmen. Füttern Sie sich gegenseitig. Dieses Ritual wird Ihnen unvergesslich bleiben.

Eine Geburtstags-überraschung

Der Geburtstag Ihres Partners naht. Sie möchten ihm etwas Besonderes schenken, haben aber keine Ideen. Warum schenken Sie ihm keine Geburtstagsmassage?

Eine Geburtstagsmassage wird noch denkwürdiger, wenn Sie ihn mit Köstlichkeiten, zum Beispiel Honig, beträufeln und sie dann ablecken. Dadurch können Sie ihm zeigen, wie sehr Sie ihn lieben.

Lassen Sie Ihre Geschmacksknospen entscheiden, welche Speisen Sie verwenden – Sahne, Honig, Eiscreme oder gar geschmolzene Schokolade. Gießen Sie Ihrem Partner langsam Sahne in den Nabel, bis sie überläuft und über den Bauch rinnt. Machen Sie dann auf dem Brustkorb weiter. Wenn Sie die Sahne auf-

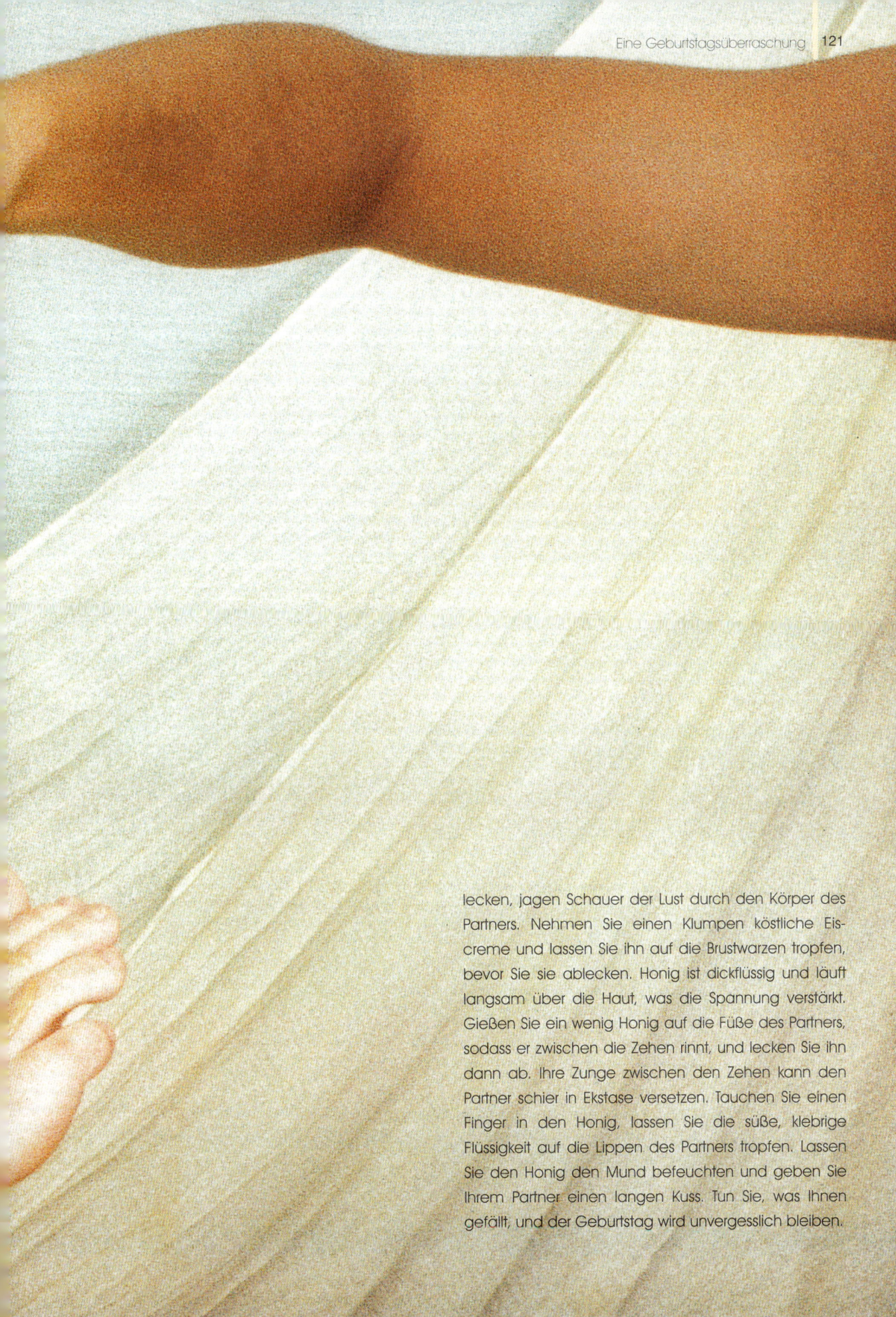

lecken, jagen Schauer der Lust durch den Körper des Partners. Nehmen Sie einen Klumpen köstliche Eiscreme und lassen Sie ihn auf die Brustwarzen tropfen, bevor Sie sie ablecken. Honig ist dickflüssig und läuft langsam über die Haut, was die Spannung verstärkt. Gießen Sie ein wenig Honig auf die Füße des Partners, sodass er zwischen die Zehen rinnt, und lecken Sie ihn dann ab. Ihre Zunge zwischen den Zehen kann den Partner schier in Ekstase versetzen. Tauchen Sie einen Finger in den Honig, lassen Sie die süße, klebrige Flüssigkeit auf die Lippen des Partners tropfen. Lassen Sie den Honig den Mund befeuchten und geben Sie Ihrem Partner einen langen Kuss. Tun Sie, was Ihnen gefällt, und der Geburtstag wird unvergesslich bleiben.

Die Wirkung genießen

Sie und Ihr Partner
können von der Massage in
vieler Hinsicht profitieren, sowohl körper-
lich als auch emotional. Sie regt die Durchblutung
an, verschönert die Haut und lockert verspannte und müde
Muskeln. Sie können einander täglich massieren, um die Intimität
Ihrer Beziehung zu stärken. Wählen Sie beispielsweise eine oder zwei
Sequenzen aus der Grundmassage aus und verwöhnen Sie damit den
Partner, wenn er von der Arbeit nach Hause kommt; oder nutzen Sie die
Massage, um auf besondere Weise „danke" zu sagen.

Die Massage ist eine wundervolle Gelegenheit, Zeit mit dem Partner zu
verbringen, vielleicht an einem stillen Abend vor einem langen Gespräch
oder zärtlichem Händchenhalten. Die Wochenenden eignen sich hervor-
ragend dafür, einander mit sinnlichen Massagetechniken aus aller Welt zu
verwöhnen.

Eine Massage als Auftakt kann besondere Anlässe noch denkwürdiger
machen. Ein Tagesausflug ans Meer oder ein Urlaub am Strand wird von
einer meditativen Massage verschönt, etwa durch eine indische Chakramassage als Prelude vor einem Spaziergang am Strand. Wenn Sie wandern wollen, können Sie sich mit einer indianischen oder hawaiianischen
Massage auf die Natur einstimmen. Zur Vorbereitung auf einen anregen-
den, geselligen Abend verbinden Sie die Massage am besten mit
Waschen und Rasieren.

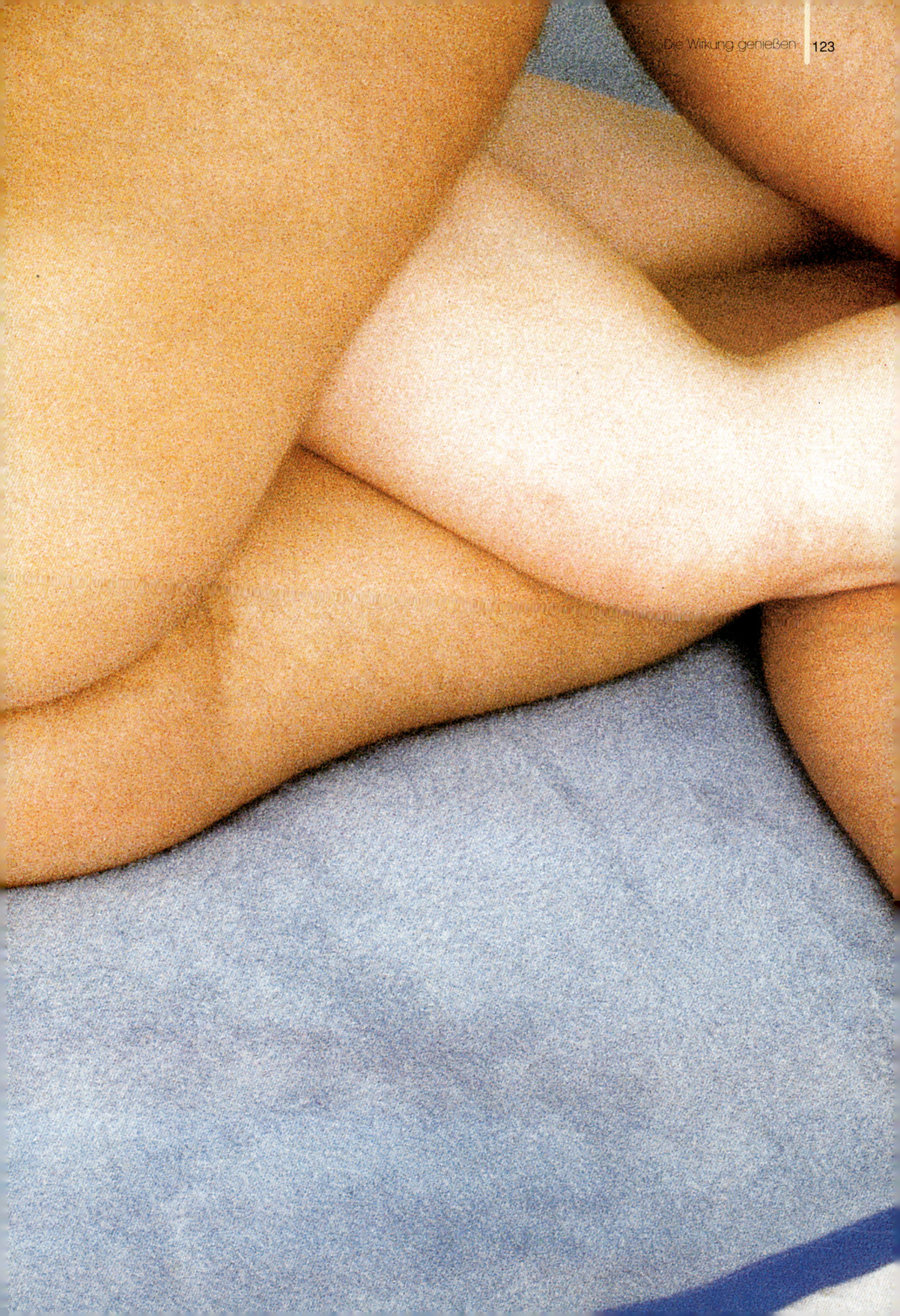

Wenn der Körper sich nach der Massage leicht an-fühlt und vor Lust prickelt, erwachen neue Gefühle der Zärtlichkeit und Sinnlichkeit füreinander. Diese wunder-vollen Empfindungen müssen nicht immer ein Vorspiel zum Sex sein – Sie können einfach die Wärme und Intimität genießen, die eine Massage hervorruft. Wenn Sie sich besonders wohl fühlen oder schlafen wollen, kuscheln Sie sich nach einer beruhigenden Massage an den Partner und hüllen sich in eine weiche, warme Decke. Umarmen Sie den Partner, damit er sich sicher

und geborgen fühlt. Vielleicht entdecken Sie dabei auch, dass die Massage ein wundervolles Schlafmittel ist!

Eine Massage gibt Ihnen und Ihrem Partner den segensreichen Luxus, zusammen zu sein und den Stress des Alltags hinter sich zu lassen. Sie brauchen keine Sexathleten zu sein, um die Massage zu genießen. Zuneigung und die Freude an der Berührung sind viel wichtiger. Man sollte das nicht unterschätzen. Be-trachten Sie die Massage als romantisches Geschenk an den Partner – etwas Köstlicheres als die üblichen Pralinen!

Sie haben die Massage zwischen unter-schiedlichen Kulissen, für verschiedene Gelegenheiten und mit verschiedenen Ölen kennengelernt. Vergessen Sie vor allem nie, Ihre Fantasie zu nutzen, und mixen Sie aus den Anregungen in diesem Buch den Cocktail, der Ihnen und Ihrem Partner am besten mun-det.

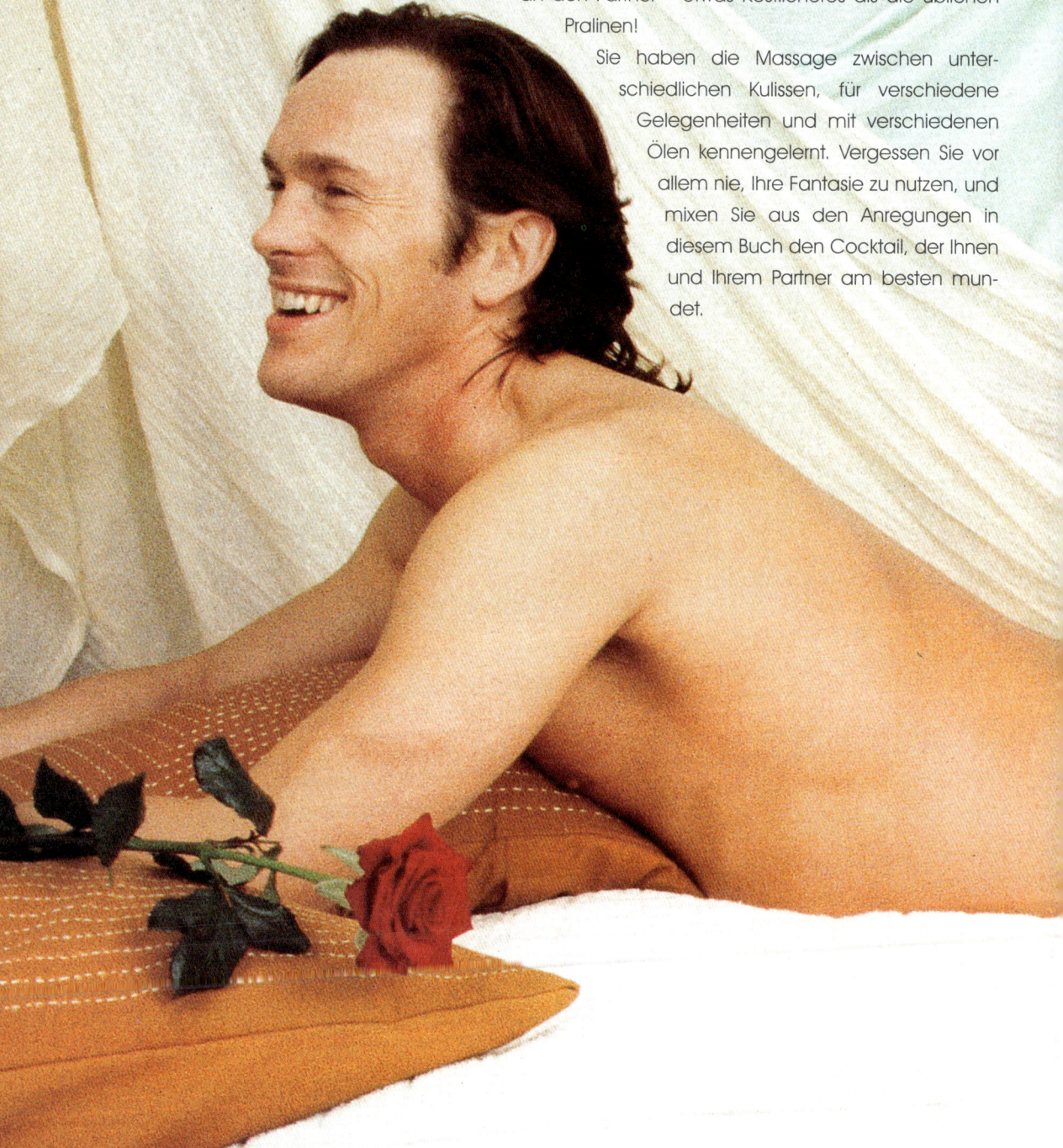

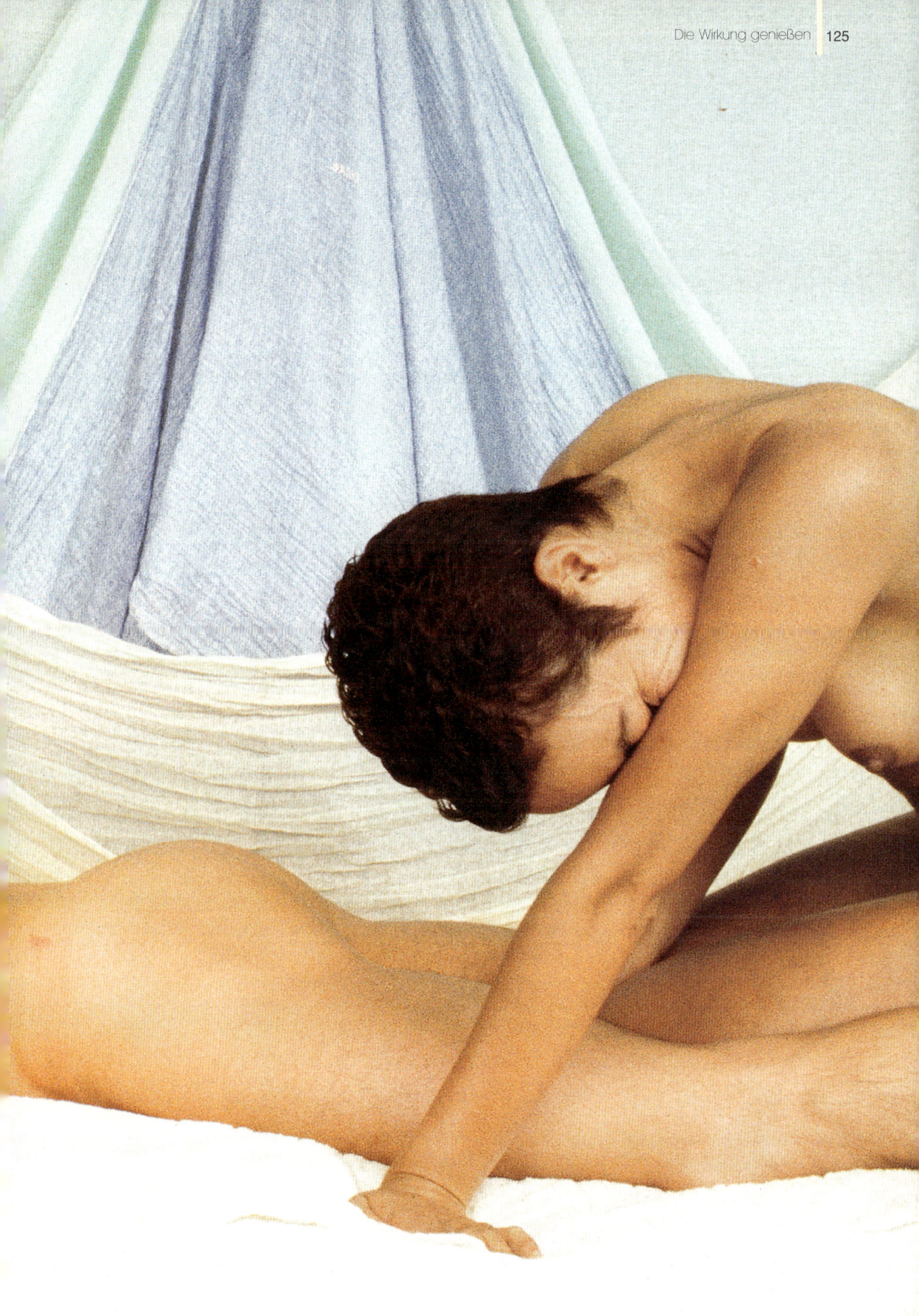

Register

A

Ägypten 100–101
    liebevolle Massage
        102–103
Arme 58
    Effleurage 58
    Effleurage mit gewölbten
        Händen 59
    Kneten 59
    Massage mit den
        Unterarmen 98–99
Ätherische Öle 26, 35
    Eigenschaften 28–29
    Mischungen 27
    Rezepte für Frauen 84–85
    Rezepte für Männer 74–75
    verführerische Rezepte 30
Atmung 3
Augenbrauen 53–54

B

Bauch 62
    Effleurage 63
    Kneten 63
Beine
    Effleurage 46, 65
    Kneten 66
    Petrissage 47
    Wringen 46, 65
Beleuchtung 33
Bergamotteöl 28–29
Berührung, erste 38–39
Blüten 20
Brustkorb 49
    Effleurage 49
Brustkorbmassage 51
Brustwarzen
    Frauen 83
    Männer 83

C

Chakren 92, 95
Chiffon 21
China 112–113
    Ganzkörpermassage
        114–115

D

Drücken beim Massieren
    Brustkorb 51
    Hals 50
Düfte 35
Duschen, gemeinsames 79

E

Effleurage 40
    Arme 58
    Bauch 63
    Beine 46, 65
    Brustkorb 49
    mit gewölbten Händen 41,
        58
    Gesäß 47
    vom Kinn zur Stirn 56–57
    Rücken 43–44
Eis 20
Eiscreme 121
Ellbeuge 21
Ellbogen 73
Entspannung 36
Erogene Zonen
    Frauen 83
    Männer 73
Erste Berührung 38–39
Essen 116–121

F

Frauen 81
    ätherische Öle für sie 84–85
    erogene Zonen 83
    Haarwäsche 86
    Kopfhautmassage 88–89
Füße 83
    Bad 104, 106
    Kneten 66
    Massage 104, 107
    Petrissage 67

G

Ganzkörpermassage 19,
    114–115
Geranienöl 28–29
Geräusche 34
Gesäß 47
    Beine 46–47
Gesicht 53
    Augenbrauen 53–54
    Effleurage 56–57
    Kiefer und Lippen 55–56
    Schläfen 54
    Stirn 53
    Wangenknochen und Ohr
        54–55

H

Haar
    ätherische Öle für Frauen-
        haar 84
    Empfindungen auslösen
        mit dem Haar 19
    Waschen 86
Hals 45, 49
    Drücken 50
    als erogene Zone 83
    Massage 45

Haltung beim Massieren 15
Hände 58
   hören mit den Händen 17
   Petrissage 60–61
   Pflege 17
   Wärmen 24
Hände, Haltung
   bei der Effleurage 40, 41
   bei der Petrissage 40
   beim Klopfen 41
   beim Kneten 41
   beim Wringen 40
Hawaii 96–97
   Massage mit den Unter-
     armen 98–99
Honig 116, 121

Indianer 109
   Klopfmassage 110–111
Indien 92–93
   Chakramassage 94
   Chakren 95
Ingwer 118

J
Japan 104–105
   Fußbad 106
   Fußmassage 107
Jasminöl 28–29

K
Kahuna-Priester 96
Kiefer 55–56
Klopfmassage 41, 110–111

Kneten 41
   Arme 59
   Bauch 63
   Füße 66
   Oberschenkel 66
   Rücken 44–45
Knoblauch 118
Kontraindikationen siehe
   Warnung
Kopf
   Kopfhautmassage 74, 86,
     88–89
„Kulissen" für die Massage 23

L
Lavendelöl 28–29
Liebevolle Massage 102–103
Limonenöl 28–29
Lippen
   Empfindungen auslösen
     mit ihnen 19
   Massage 54–55

M
Männer 71
   ätherische Öle für sie 74–75
   Duschen 79
   erogene Zonen 73
   Rasieren 76–77
Massage 25
   andere massieren 14
   massiert werden 14
   Vorbereitungen 23
   Warnung vor 25
Massagefläche 33
Massagetempel 32
Meditation 93, 94
Musik 34
Muskatellersalbeiöl 28–29

N
Nägel 19
Neroliöl 28–29

O
Oberschenkel 66, 73
Ohren 55, 73
Öle 26
   Anwendung 26
   Aufbewahrung 24
   ätherische 28–29
   für Frauen 84–85
   für Männer 74–75
   mischen 27
   zum Verführen 30
Orangenblütenöl 28–29
Orangenöl 28–29

P
Petrissage 40
   Beine 47
   Füße 67
   Hände 60–61
   Rücken 44
   Schultern 45

R
Rasieren des Partners 76–77
Reflexologie 104
Rosenöl 28–29
Rücken 43–45
   Effleurage 43–44
   der Frau 83
   Kneten 44–45
   Petrissage 44

S

Sahne 116, 120–121
Samt 21
Sandelholzöl 28–29
Schakti 92
Schiwa 92
Schläfen 54
Schultern 45
Schultern, Petrissage 45
Seide 21
Sinnesreize 19, 20
    Blüten 20
    Eis 20
    Federn 21
    Stoffe 21
Speisen 116–121
Stirn 53
    Effleurage vom Kinn zur
        Stirn 56–57
Stoffe 21, 34

T

Tantrismus 92
Temperatur 33
Trägeröle 26, 27, 30
Unterarme, zum Massieren
    benutzt 19, 98–99

V

Verführen mit Ölen 30
Vetiveröl 28–29
Visualisieren von Farben 93
Vorbereitung der Massage 23
Vorderseite des Körpers
    Arme 59
    Bauch 62–63
    Beine 65–66
    Brustkorb 49, 51
    Füße 66–67
    Gesicht 53–57
    Hals 50
    Hände 60–61

W

Warnung vor Massage 25
Weihrauch 28–29
Wringen 40, 46, 65

Y

Yin und Yang 112
Ylang-Ylang-Öl 28–29

Z

Zehen 83
Zedernholzöl 28–29
Zunge 19

Danksagungen des Autors

Ich danke

- Meghan Tilson für ihre harte Arbeit und ihre Geduld beim Lektorieren und Schreiben meines Manuskripts.

- den Modellen, weil sie anstrengende Fotositzungen zum Vergnügen machten: Geoff Burton, Robert Clarke, Eleana Barquilla, Pauline Hau, Naomi Depeza und Andrea Cameron-Cooper.

- Will White, dem Fotografen, für seine hervorragenden Bilder und seinen Sinn für Humor.

- Francis Cowley und Joyce Bentley für ihre harte Arbeit bei Quarto.

- und schließlich meinen beiden wichtigsten Massagelehrerinnen Fiona Harrold und Isabel Hughes.

Mein besonderer Dank gilt

- Neal Street East, 7 Neal Street, Covent Garden, London, wo ich mir die Utensilien für die „Massagetechniken aus aller Welt" leihen konnte.